Edzard Ernst

Wer recht hat, heilt

Für Danielle

Edzard Ernst

Wer recht hat, heilt

Eine kritische Analyse zur Alternativmedizin

Alibri Verlag
Aschaffenburg

2025

Edzard Ernst, emeritierter Professor für Alternativheilkunde der Universität Exeter, erforscht seit über 30 Jahren alle Aspekte der alternativen Medizin. Er gehört zu den profiliertesten Wissenschaftlern auf diesem Gebiet. Sein Forschungsschwerpunkt ist die Wirksamkeit und Sicherheit der alternativen Heilweisen und diagnostischen Methoden. Er und sein Team haben dazu weit über 1000 Arbeiten und zahlreiche Bücher veröffentlicht. Dabei hat er sich immer wieder kritisch mit einzelnen Verfahren auseinandergesetzt. Aber auch Methoden, die nachweislich wirken, hat er in seinen Publikationen herausgestellt. Seine Forschung wurde mit mehr als einem Dutzend Preisen ausgezeichnet. In der öffentlichen Diskussion und Debatte über die alternative Medizin spielt Edzard Ernst eine wichtige und aktive Rolle.

Alibri Verlag
www.alibri.de
Mitglied in der Assoziation Linker Verlage (aLiVe)

1. Auflage 2025

Umschlaggestaltung: Eva Creutz
Druck und Verarbeitung: druk-24h, Białystok

ISBN 978-3-86569-434-8

Inhaltsverzeichnis

Vorwort

Es ist etwa 20 Jahre her, aber ich erinnere mich, als wär's gestern gewesen. Ich saß in einem Fernsehstudio und sollte mit einem Homöopathen über die Sinnhaftigkeit seiner Behandlungsmethode diskutieren. Als ich ausführlich erläutert hatte, dass es da wegen fehlender Plausibilität und mangelnder Evidenz nicht viel zu diskutieren gäbe, meinte die Moderatorin stolz: „Aber schließlich gilt doch der Satz: Wer heilt, hat recht!".

Auf dieses Totschlagargument war ich eigentlich nicht vorbereitet. Ich überlegte kurz und antwortete: „Nein, wer recht hat, heilt." Es folgte eine längere Stille; schließlich sagte die Moderatorin: „Darüber muss ich erst mal nachdenken", und unsere Diskussion war damit beendet.

Der Satz *„Wer heilt, hat recht"* dient in der Tat häufig als eine Art Rechtfertigung alternativer Behandlungsformen. Für zahlreiche Anhänger der Alternativmedizin ist er ein Dogma, an dem nicht zu rütteln ist. Trotz – oder vielleicht sogar wegen – seiner Einfältigkeit leuchtet der Satz vielen von uns spontan ein. Da er auf den ersten Blick logisch erscheint, ist er nur schwer zu widerlegen und hat somit erhebliches Potenzial, Schaden anzurichten.

In diesem Buch werde ich versuchen, in einfache Worte zu fassen, warum das so ist. Zu diesem Zweck habe ich u. a. vor,

- den Faktoren nachzugehen, die eine Heilung von kranken Menschen bewirken können;
- die Logik unter die Lupe zu nehmen, die dem Satz, „Wer heilt, hat recht", zugrunde liegt;
- Trugschlüsse, die in der Alternativmedizin verbreitet sind, zu widerlegen;
- exemplarisch die Evidenz zu einigen alternativmedizinischen Verfahren zu evaluieren;
- die Fähigkeit des kritischen Denkens meiner Leser zu fördern.

Sie werden sich vielleicht fragen, ob ich dieser Aufgabe gewachsen bin und was meine Kompetenz auf dem Gebiet der Alternativmedizin ausmacht. Diese Fragen sind durchaus berechtigt, denn im Bereich der Alternativmedizin gibt es viele selbsternannte Experten, die reinen Unsinn erzählen. Erlauben Sie mir also, mich kurz vorzustellen.

Ich bin in Deutschland aufgewachsen und wurde als Kind jahrelang von unserem homöopathischen Hausarzt behandelt. Nach dem Medizinstudium war meine erste Stelle in dem damals einzigen homöopathisch geführten Krankenhaus Deutschlands. Dort habe ich Homöopathie und einige weitere alternative Verfahren am Krankenbett erlernt. Danach habe ich eine konventionelle klinische Ausbildung abgeschlossen und bin dann für einige Jahre nach London gezogen, wo ich zum Wissenschaftler ausgebildet wurde. Nach fast einer Dekade in der Grundlagenforschung kehrte ich wieder in die klinische Medizin zurück und wurde schließlich Professor für Physikalische Medizin und Rehabilitation, erst in Hannover und dann in Wien.

Im Jahr 1993 folgte ich einem Ruf an die Universität Exeter in England, um dort den weltweit ersten Lehrstuhl für Komplementärmedizin aufzubauen. Mein Team von bis zu 20 Mitarbeitern erlangte bald Weltruf dafür, die Alternativmedizin kritisch zu überprüfen. Die für uns relevantesten Fragen bezogen sich zumeist auf die Wirksamkeit und Unbedenklichkeit alternativer Therapien. Wir publizierten über 1000 wissenschaftliche Artikel und mehrere Bücher. 2012 ging ich in den Ruhestand und heute bin ich Emeritus-Professor der Universität Exeter. Seit meiner Emeritierung betreibe ich einen Blog (edzardernst.com) und schreibe Kolumnen für deutsche, österreichische, französische und englische Blätter. Im Gegensatz zu vielen alternativmedizinischen „Experten“ habe ich keine Interessenskonflikte; zu keinem Zeitpunkt habe ich finanzielle Offerten von Seiten der Befürworter oder der Gegner der Alternativmedizin angenommen.

Diese Skizze meines beruflichen Werdegangs zeigt, wie ich hoffe, Folgendes:

- Als Patient habe ich Alternativmedizin am eigenen Leib erfahren.
- Als Arzt durfte ich Alternativmedizin am Krankenbett erlernen.
- Als Wissenschaftler habe ich die Alternativmedizin systematisch beforscht.

- Als Autor konnte ich die kritische Auseinandersetzung mit der Alternativmedizin interessierten Laien näherbringen.
- Als Kritiker stehe ich nicht auf der Gehaltsliste des einen oder anderen Lagers.

Vielleicht fragen Sie sich jetzt, wieso ich nicht meinen Ruhestand genieße, sondern weiterhin Aufklärung betreibe. Die Antwort ist einfach: Weil ich sehe, wie Verbraucher täglich in die Irre geführt werden, und weil es mich wurmt, wie vulnerable Patienten hinters Licht geführt werden und so ihre Gesundheit gefährden.

Mit diesem Buch möchte ich Ihnen eine fundierte, evidenzbasierte Orientierung anbieten, die Ihre Auffassung der Alternativmedizin vertieft. Ich werde darstellen, warum der Satz *„Wer heilt, hat recht"* einer kleinen Korrektur bedarf – richtig sollte er eher lauten: *„Wer recht hat, heilt"*.

1 Einige Fakten vorweg

Bevor wir uns dem eigentlichen Thema dieses Buches nähern, ist es ratsam, einige Fakten, Prinzipien und Begriffe in schlichten Worten zu erläutern. Das, so hoffe ich, wird das Verständnis der folgenden Kapitel erleichtern.

1.1 Alternativmedizin

In diesem Kapitel werde ich versuchen, einige knappe einführende Informationen und Fakten zu vermitteln, um Ihnen das Verständnis der folgenden Ausführungen zu erleichtern. Bezüglich weiterer Erläuterungen zum Thema Alternativmedizin darf ich auf andere Quellen verweisen.[1]

Was ist Alternativmedizin?

Wir glauben wohl alle zu wissen, was sich hinter diesem Begriff verbirgt, aber kaum einer kann ihn exakt definieren. Das hat wohl mehrere Gründe. Zum einen umfasst er ein unüberschaubares Sammelsurium von rund 400 verschiedenen therapeutischen und diagnostischen Verfahren (Übersicht 1), die nur sehr wenig gemeinsam haben. Zum anderen gibt es eine Unzahl von Definitionen, von denen jedoch keine allgemein anerkannt ist. Hinzu kommt, dass es eine verwirrende Anzahl weiterer Begriffe gibt, die zwar nicht gleichbedeutend, doch eng verwandt sind, beispielsweise:

---

1 Singh, Simon / Ernst, Edzard / Fritz, Klaus: Gesund ohne Pillen. Was kann die Alternativmedizin? München 2009; Ernst, Edzard: Praxis Naturheilverfahren: Evidenzbasierte Komplementärmedizin. Heidelberg u.a. 2004.

- Außenseiter-Methoden
- Ganzheitsmedizin
- Integrative Medizin
- Komplementärmedizin
- Naturheilkunde
- Traditionelle Medizin

Trotz dieser Erschwernisse, soll für unsere Betrachtungen in diesem Buch eine recht einfache Definition gelten: *Alternativmedizin ist der Bereich der Heilkunde, der von der konventionellen Medizin nicht akzeptiert oder anerkannt wird.*

Ich bin mir natürlich bewusst, dass auch diese Definition nicht optimal ist. Eigentlich ist der Begriff „Alternativmedizin“ sogar widersinnig: Falls ein Verfahren unwirksam ist, so kann es keine Alternative darstellen, und falls eine Methode effektiv ist, so gehört sie zur konventionellen Medizin. Obschon es also valide Einwände gibt, werden wir ein Auge zudrücken und in diesem Buch von Alternativmedizin sprechen. Der Grund dafür ist einfach: Es ist derjenige Begriff, der den Konsumenten am geläufigsten ist.

Was sind die Charakteristika der Alternativmedizin?

Bei aller Unterschiedlichkeit alternativmedizinischer Verfahren lassen sich doch einige Merkmale herausarbeiten, die vielen dieser Methoden gemeinsam sind. Die o. g. Definition betont bereits, dass die auffälligste Gemeinsamkeit ihre fehlende Akzeptanz durch die konventionelle Medizin ist. Dies ist darin begründet, dass für viele alternativmedizinische Verfahren keine soliden Wirksamkeitsnachweise vorliegen. Man kann die Methoden grob umrissen wie folgt einteilen:

- Verfahren, die noch nie wissenschaftlich untersucht wurden (Beispiele: Shiatsu, Edelstein-Therapie).
- Verfahren, die geprüft wurden und nicht als wirksam befunden wurden (Beispiele: Homöopathie, Irisdiagnostik).
- Verfahren, die geprüft wurden und die bei zumindest einigen Indikationen als möglicherweise wirksam befunden wurden, deren Studien aber mehrheitlich unzuverlässig sind (Beispiele: Akupunktur gegen Schmerz, Chiropraktik bei Rückenproblemen).

Übersicht 1:
Beispiele für in Deutschland beliebte alternative Verfahren

- Akupunktur
- Aromatherapie
- Autogenes Training
- Bach-Blüten-Therapie
- Chirotherapie
- Eigenblutbehandlung
- Homöopathie
- Irisdiagnostik
- Osteopathie
- Pflanzenheilkunde
- Reflexzonen Therapie
- Schüßler-Salze
- Yoga

- Verfahren, die geprüft und in belastbaren Studien als wirksam befunden wurden (Beispiele: Phytotherapeutika wie Johanniskraut, Nahrungsergänzungsmittel wie Glucosamin).

Daneben existieren einige weitere Merkmale, die viele alternativmedizinische Methoden gemeinsam haben. So gehen sie oft direkt auf einen einzelnen, meist männlichen Erfinder zurück,[2] beispielsweise:

- Edward Bach (1886–1936), der britische Arzt, der sich die Bach-Blüten-Therapie ausgedacht hat.
- Samuel Hahnemann (1755–1843), der deutsche Arzt, der vor rund 200 Jahren die Homöopathie erfand.

---

2 Ernst, Edzard: Bizarre Medical Ideas: ... and the Strange Men Who Invented Them. Basel 2004:

- David Daniel Palmer (1845–913), der amerikanische Begründer der Chiropraktik.
- Wilhelm H. Schüßler (1821–1898), der deutsche Homöopath, der die Schüßler-Salze erfand.
- Rudolf Steiner (1861–1925), der österreichische Mystiker und Vater der anthroposophischen Medizin.
- Andrew Taylor Still (1828–1917), der amerikanische Erfinder der Osteopathie.

Viele alternativmedizinische Therapien werden als Allheilmittel angepriesen. Homöopathika, anthroposophische Mittel, Bach-Blüten, Schüßler-Salze erheben beispielsweise den Anspruch, alle oder zumindest die allermeisten Leiden des Menschen effektiv behandeln zu können. Die Frage, warum dieser Anspruch unhaltbar ist, wird uns in diesem Buch wiederholt beschäftigen.

Alternative Behandler behaupten oft, Krankheiten an ihrer Wurzel anzugehen. Diese Annahme impliziert, dass man in der konventionellen Medizin nur darauf abzielt, Symptome zu lindern. Sie zeigt vor allem, dass in der Alternativmedizin ein Verständnis der Krankheitsursachen vorherrscht, das nicht mit dem der modernen Medizin und Wissenschaft im Einklang ist. Auch dieses Phänomen werden wir noch ausführlicher diskutieren.

Alternative Behandler warnen oft, dass ihre Verfahren Zeit brauchen, um ihre Wirkung zu entfalten. Wenn Sie z. B. einen Homöopathen konsultieren, wird er Ihnen erklären, dass eine sofortige Wirkung der verschriebenen Mittel kaum zu erwarten ist. Sie müssen über Wochen hinweg eingenommen werden. Und je länger Sie unter Ihrer Krankheit gelitten haben, desto länger wird es dauern, sie zu heilen. Manchmal dauert es Jahre! Da viele Erkrankungen von alleine besser werden, ist es dann meist schwer zu sagen, ob hier die Zeit oder das Verfahren geheilt hat.

Viele Befürworter der Alternativmedizin verbindet eine kritische Einstellung zum Impfen. Während in der konventionellen Medizin diese Maßnahmen als segensreich gefeiert werden, betonen die Anhänger der Alternativmedizin die Risiken des Impfens und beteuern, der tausendfach belegte Nutzen sei letztlich kaum der Rede wert. Dementsprechend raten viele alternativmedizinische Behandler von einer Impfung ab und empfehlen ihre eigenen Therapien als Alternativen.

Die Skepsis gegenüber konventionellen Behandlungsweisen erstreckt sich häufig auch auf die medikamentöse Therapie. Und die Argumente, die dabei ins Feld geführt werden, sind ähnlich:

- Der pharmazeutischen Industrie geht es ausschließlich ums Geld.
- Die Nebenwirkungen werden zu wenig beachtet und können erheblich sein.
- Der Nutzen der Medikamente ist oft nur gering.
- Alternativmedizinische Therapien werden unterdrückt.

Die Alternativmedizin beruht zum Großteil auf Glauben, der mitunter sektiererische Züge annimmt. Allzu oft befinden wir uns hier somit in einem Bereich, in dem rationales Denken seine Bedeutung zu verlieren droht.

Warum ist Alternativmedizin so beliebt?

Die Alternativmedizin erfreut sich derzeit enormer Beliebtheit, dies nicht zuletzt wegen der oft offensichtlichen Mängel der konventionellen Heilkunde.[3] Typische Anwender der Alternativmedizin sind weiblich, mittleren Alters, wohlhabend und relativ gebildet. Religiöse, politisch konservative und optimistische Menschen glauben relativ häufig an alternativmedizinische Verfahren.[4] Über 50 % aller Deutschen wenden mindestens ein alternativmedizinisches Verfahren pro Jahr an (der Prozentsatz variiert sehr stark, je nachdem welche Quelle man heranzieht). Jedenfalls ist in Deutschland die Alternativmedizin populärer als in anderen Staaten Europas.[5]

3 Conventional Medicine Invites the Rise of Alternative Medicine, https://www.sensible-med.com/p/conventional-medicine-invites-the (sämtlicher Online-Zugriffe zuletzt im März 2025).

4 Who Beliefs in Alternative Medicine?, https://www.scirp.org/journal/paperinformation?paperid=138360.

5 Kemppainen, LM / Kemppainen, TT / Reippainen, JA / Salmenniemi, ST / Vuolanto, PH: Use of complementary and alternative medicine in Europe: Health-related and sociodemographic determinants. Scand J Public Health. 2018

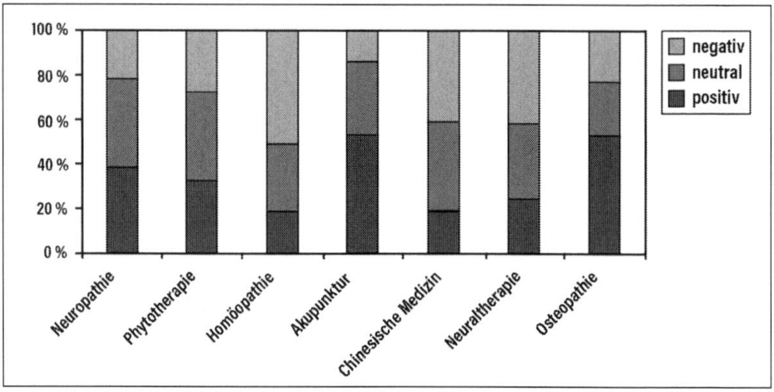

Abb. 1: Die Einstellung von Klinikleitern zur Alternativmedizin

Graphische Dartstellung der Ergebnisse einer an 1017 Leiter medizinischer Universitätskliniken in Österreich (n=75), Deutschland (n=873) und der Schweiz (n=69) gerichteten Umfrage aus dem Jahr 2004 bezüglich ihrer Einstellung zu sieben verschiedenen alternativen Therapieformen. Es zeigt sich, dass die Klinikleiter der Osteopathie und der Akupnktur am positivsten gegenüberstanden.

Hundert Prozent aller Heilpraktiker setzen alternative Verfahren ein, mindestens 16.000 Ärzte haben die Zusatzbezeichnung „Chirotherapie", 14.000 die Zusatzbezeichnung „Naturheilverfahren", 6000 Ärzte die Zusatzbezeichnung Homöopathie, und etwa 50.000 Ärzte wenden Akupunktur an.[6] „Noch ist die Wirksamkeit vieler Methoden der alternativen Medizin nicht hinreichend erforscht", verlautbaren die deutschen Krankenkassen, was sie jedoch nicht daran hindert, die Kosten für viele dieser Verfahren zu übernehmen.[7] Wenn man bedenkt, welch enorme Fortschritte die konventionelle Medizin in den letzten Jahrzehnten gemacht hat, ist diese Beliebtheit verblüffend und bedarf einer Erklärung.

Jun;46(4):448-455. doi: 10.1177/1403494817733869. Epub 2017 Oct 4. PMID: 28975853; PMCID: PMC5989251.

6 https://de.wikipedia.org/wiki/Alternativmedizin.

7 Alternative Heilmethoden, https://www.krankenkassen.de/krankenkassen-vergleich/gesetzliche-krankenkassen/alternative-medizin/.

Der einfachste Grund wäre wohl die hervorragende Wirksamkeit der Alternativmedizin. Wie wir noch sehen werden, steht es um die Effektivität jedoch nicht gut bestellt. Warum sind also selbst widerlegte alternativmedizinische Verfahren so beliebt? Die Antwort hierauf ist nicht einfach; um genau zu sein, es gibt nicht eine, sondern zahlreiche Erklärungen:

- Patienten finden in der konventionellen Medizin oft nicht das, was sie suchen. Ihnen fehlt z. B. die Zeit und Empathie, die alternativmedizinische Behandler meist in Fülle haben.
- Viele von uns wollen die oft erheblichen Nebenwirkungen von Medikamenten vermeiden und suchen Behandlungsweisen, die risikofrei sind.
- Wir alle sind geneigt, den Empfehlungen von Bekannten oder Freunden zu folgen, vor allem dann, wenn sie ein Loblied auf die Alternativmedizin singen.
- Schwerkranke sind oft verzweifelt und klammern sich an selbst wenig glaubwürdige Versprechen der Alternativmedizin.
- Manche Menschen haben genug Geld auf dem Konto und sagen sich, wieso soll ich nicht dieses oder jenes alternativmedizinische Verfahren einmal ausprobieren?
- Viele Menschen fallen auf die unkritische Lobhudelei herein, die von manchen Journalisten bezüglich der Alternativmedizin betrieben wird.
- Das Argument, dass Alternativmedizin sich über Jahrhunderte bewährt hat, überzeugt viele Konsumenten.

Für jeden von uns mögen die Gründe etwas anders gewichtet sein. Während für mich z. B. die Evidenz das Wichtigste wäre, ist für Sie vielleicht die therapeutische Beziehung zum Behandler bedeutender. Tatsache jedoch ist, dass die Alternativmedizin beliebt ist. Und das wiederum bedeutet, dass verlässliche Information notwendig, oft sogar lebensnotwendig ist.

Für welche Erkrankungen wird Alternativmedizin eingesetzt?

Die einfachste und zugleich zutreffende Antwort auf diese Frage ist, dass Alternativmedizin für alle Symptome und Krankheiten eingesetzt wird, die uns das Leben schwer machen können. Aber für welche wird sie am häufigsten verwendet? Die Antwort darauf hängt sehr davon ab, welche der zahllosen Umfragen man zur Beantwortung heranzieht. Allgemein scheinen jedoch die folgenden Zustände im Vordergrund zu stehen:

- Schmerzen (vor allem solche des Bewegungsapparats, z. B. Rückenprobleme)
- Depressive Verstimmungen
- Allergien
- Kopfschmerzen
- Krebs

Trugschlüsse

Man könnte die Alternativmedizin auch als denjenigen Bereich der Heilkunde beschreiben, der wie kein anderer von Trugschlüssen dominiert wird. Da wir in späteren Kapitel auf einige dieser Themen noch ausführlicher zu sprechen kommen werden, soll hier eine knappe Zusammenstellung der wichtigsten Denkfehler genügen:

Alternativmedizin ist natürlich und daher harmlos. Hier liegen gleich mehrere Denkfehler vor. Nicht alles, was natürlich ist, ist auch gefahrlos; denken Sie an Unwetter, Viren, Fliegenpilz, etc. Ferner ist zu bedenken, dass bei genauerem Hinsehen das meiste in der Alternativmedizin nicht wirklich natürlich ist. Die Herstellung eines Homöopathikums beinhaltet beispielsweise durchaus unnatürliche Prozeduren und die Ausgangsmaterialien sind häufig keine Naturstoffe. Des weiteren muss betont werden, dass Alternativmedizin keineswegs frei von Risiken ist (Kapitel 6.1-6.3).

Alternativmedizin ist altbewährt. Es stimmt, dass viele alternativmedizinische Verfahren eine lange Tradition haben. Aber das kann natürlich auch bedeuten, dass sie aus einer Epoche stammen, in der unser

Wissen derart unvollständig war, dass ihnen eine solide Grundlage fehlt. So gesehen wird aus dem „altbewährt“ dann vielleicht eher „obsolet“.

Alternativmedizin ist ganzheitlich. Auch hier liegen gleich mehrere Denkfehler vor. Erstens ist jede gute Heilkunde um den ganzen Patienten mit Körper, Leib und Seele bemüht, also ganzheitlich (wenn das nicht zutrifft, handelt es sich nicht um gute Medizin). Zweitens sind weite Bereiche der Alternativmedizin eher das Gegenteil von ganzheitlich. Viele Anbieter alternativmedizinischer Verfahren sind z. B. nicht in der Lage, eine adäquate körperliche Untersuchung ihrer Patienten durchzuführen.

Es gibt Tausende von Belegen für die Alternativmedizin. Sicher, es existieren inzwischen zahlreiche Studien. Aber das heißt noch lange nicht, dass die Wirksamkeit gut belegt ist; im Gegenteil, die Mehrzahl der belastbaren Studien spricht gegen ihre Wirksamkeit.

Alternativmedizin ist zumindest nicht widerlegt. Die Wissenschaft tut sich schwer, ein Negativum zu belegen. So ist es beispielsweise unmöglich zu beweisen, dass es außer auf der Erde kein Leben im Universum gibt. Wichtig ist jedoch zu bedenken, dass verantwortungsbewusste Ärzte nur solche Methoden anwenden, die positiv belegt sind und solche meiden, bei denen ein Wirkungsnachweis aussteht.

Alternativmedizin wird von bedeutenden Organisationen gestützt. Das mag teilweise stimmen, aber selbst die bedeutendsten Menschen oder Organisationen haben nicht immer Recht.

Alternativmedizin hilft sogar bei Kleinkindern und Tieren. Mit diesem Argument will man andeuten, dass die fragliche Therapie kein Placebo sein kann. Das klingt logisch, denn Tiere und Kleinkinder wissen nichts von Placebos. Dennoch liegt hier ein Denkfehler vor, denn Placebo-Effekte bei Kindern und Tieren sind eine durchaus gut dokumentierte Tatsache.[8]

---

8 Ernst, E.: Placebo: new insights into an old enigma. Drug Discov Today. 2007 May;12(9-10):413-8. doi: 10.1016/j.drudis.2007.03.007. Epub 2007 Apr 2. PMID: 17467578.

Alternativmedizin wird von dunklen Mächten unterdrückt. Derartige konspiratorische Theorien geistern in der Alternativmedizin regelmäßig umher. Beweise gibt es jedoch keine. Im Gegenteil, die „dunklen Mächte“, sprich die „böse“ Pharmaindustrie, beteiligt sich regelmäßig an den enormen Profiten, die im Bereich der Alternativmedizin gemacht werden.

Die Risiken alternativmedizinischer Verfahren

Entgegen einer weit verbreiteten Vorstellung ist die Alternativmedizin keineswegs gefahrlos (Kapitel 6.1–6.3). Zweifellos sind ihre Nebenwirkungen insgesamt geringer als die der konventionellen Medizin. Das ist jedoch nicht der springende Punkt. Entscheidend für den Wert oder Unwert eines Verfahrens ist nicht das absolute Risiko, sondern das relative Risiko im Verhältnis zu dem zu erwartenden Nutzen. Falls eine Therapie wirkungslos ist, wiegen selbst relativ geringe Risiken schwer und bewegen die Nutzen/Risiko-Balance in den negativen Bereich.

1.2 Evidenz und ihre Bedeutung

Anbieter von alternativmedizinischen Verfahren – der Einfachheit halber werde ich sie „Alternativmediziner" nennen (obschon Heilpraktiker ja keine Mediziner im herkömmlichen Sinn sind) – behaupten oft, dass ihre eigene klinische Erfahrung mindestens genauso wichtig ist wie wissenschaftliche Evidenz. Warum das so nicht ganz stimmt, werden wir in diesem Kapitel untersuchen.

Erfahrung ist notorisch unzuverlässig

Viele Behandler sind überzeugt, dass ihre tägliche Erfahrung zuverlässige Informationen über die Wirksamkeit ihrer Behandlungsweisen liefert. Wenn es ihren Patienten besser geht, gehen sie davon aus, dass diese Besserung das Ergebnis ihrer Behandlung ist, vor allem, wenn sich diese Erfahrung wiederholt. Diese Annahme ist jedoch nicht richtig.

Zwei Ereignisse – die Behandlung und die Symptomverbesserung oder Heilung –, die zeitlich aufeinander folgen, sind nicht unbedingt kausal miteinander verbunden. Wir alle wissen, dass z. B. das Krähen des Hahns am frühen Morgen nicht die Ursache für den Sonnenaufgang ist. Ähnlich kann es sich mit Behandlung und darauffolgender Besserung verhalten. Niemand kann im Einzelfall wissen, ob die Besserung nicht auch ohne Behandlung eingetreten wäre. Korrelation ist nicht das gleiche wie Kausalität! Und da das unbestreitbar ist, müssen wir immer auch andere plausible Erklärungen für die Gesundung eines Patienten nach der Verabreichung einer Therapie in Betracht ziehen.

Selbst eine oberflächliche Sichtung der Möglichkeiten offenbart hier mehrere Optionen: der natürliche Verlauf der Erkrankung, die Regression zum Mittelwert, der Placebo-Effekt, begleitende Behandlungen, um nur einige zu nennen (mehr hierzu in den Kapiteln 5.1–5.6). Diese Phänomene können zweifellos ganz erheblich zum klinischen Ergebnis beitragen. Und das wiederum bedeutet, dass völlig unwirksame Behandlungen wirksam erscheinen können. Wenn beispielsweise ein Patient mit Kopfschmerzen ein Homöopathikum einnimmt und kurz darauf die Schmerzen verschwunden sind, dann ist es denkbar oder sogar wahrscheinlich, dass nicht das Mittel selbst, sondern eines oder mehrere der oben genannten Phänomene im Spiel waren.

Was daraus folgt, erscheint Wissenschaftlern unbestreitbar und plausibel, für Alternativmediziner jedoch ist es höchst kontraintuitiv: Die verordnete Behandlung ist nur ein Faktor von vielen, die das klinische Ergebnis bestimmen. Daher können selbst die eindrucksvollsten klinischen Erfahrungen über die vermeintliche Wirksamkeit einer Behandlung völlig irreführend sein.

Klinische Studien

Behandlungserfolge können also viele Determinanten haben; und das heißt wiederum, dass wir mehr als Anekdoten benötigen, wenn wir die Wirksamkeit einer Therapie feststellen wollen. Im Prinzip sollten wir herausfinden, was passiert wäre, wenn jemand die betreffende Behandlung nicht erhalten hätte. Die multifaktorielle Natur jeder klinischen Besserung erfordert die Kontrolle aller Faktoren, die das Ergebnis beeinflussen könnten.

Im Idealfall müssten wir also eine Situation herstellen, in der zwei Gruppen von Patienten dem gesamten Spektrum der in Frage kommenden Faktoren ausgesetzt sind und der einzige Unterschied zwischen den Gruppen darin besteht, dass eine die zu prüfende Behandlung erhält, während das bei der anderen nicht der Fall ist. Und genau das ist das Prinzip einer kontrollierten klinischen Studie.

Solche Untersuchungen sind darauf ausgelegt, alle möglichen Fehlerquellen zu minimieren. Per Definition haben sie eine Kontrollgruppe, was bedeutet, dass wir am Ende des Behandlungszeitraums die Effekte der betreffenden Behandlung mit denen einer anderen Intervention, eines Placebos oder gar keiner Behandlung vergleichen können.

Es gibt viele verschiedene Variationen der kontrollierten Studie, so dass das genaue Design an die Erfordernisse der jeweiligen Behandlungsweise und der spezifischen Fragestellung angepasst werden kann. Das übergeordnete Prinzip ist jedoch immer das gleiche: Wir wollen sicherstellen, dass wir möglichst zuverlässig feststellen können, ob die Behandlung und kein anderer Faktor die Ursache für das klinische Ergebnis war.[9]

---

9 Kandi, V. / Vadakedath, S.: Clinical Trials and Clinical Research: A Comprehensive Review. Cureus. 2023 Feb 16;15(2):e35077. doi: 10.7759/cureus.35077. PMID: 36938261; PMCID: PMC10023071.

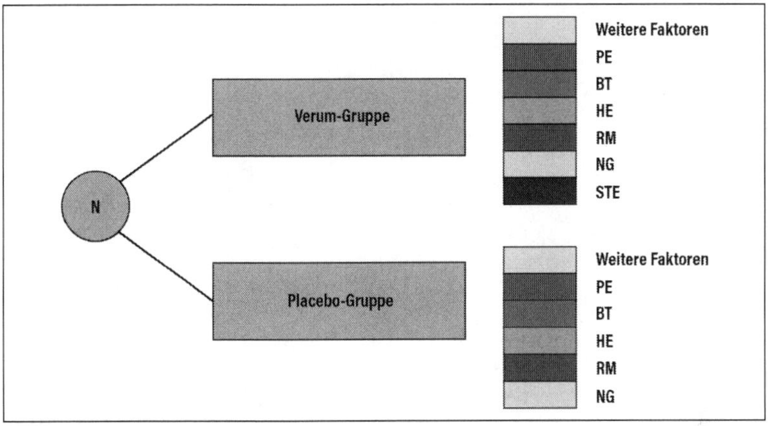

Abb. 2: Schema einer Placebo-kontrollierten Studie

Eine Anzahl (N) von Patienten wird in zwei Untergruppen aufgeteilt. Die Verum-Gruppe erhält die zu prüfende Therapie. Die Placebo-Gruppe erhält ein Placebo. Das Ergebnis wird durch eine Vielzahl von Faktoren bestimmt, die in beiden Gruppen identisch sind; der einzige Unterschied ist, dass in der Verum-Gruppe der spezifische therapeutische Effekt (STE) der zu prüfenden Behandlung wirksam wird. Daher kann ein Unterschied im Ergebnis zwischen den beiden Gruppen auf den STE zurückgeführt werden.

NG=Naturgeschichte der Erkrankung; RM= Regression zur Mitte; HE= Hawthorne Effekt; BT=begleitende Therapien; PE=Placebo Effekt (Erklärungen dieser Phänomene siehe Kapitel 6)

Kausalität ist bei all dem das Entscheidende; und genau hier liegt der wesentliche Unterschied zwischen klinischer Erfahrung und wissenschaftlicher Evidenz. Was Kliniker in ihrer Praxis beobachten, kann eine Vielzahl von Ursachen haben; was Wissenschaftler in einer gut konzipierten klinischen Studie feststellen, ist dagegen mit aller Wahrscheinlichkeit durch die Behandlung verursacht. Das Letztere ist Evidenz, das Erstere nicht.[10]

10 Novitzke, JM: The significance of clinical trials. J Vasc Interv Neurol. 2008 Jan;1(1):31. PMID: 22518214; PMCID: PMC3317309.

Systematische Übersichtsarbeiten

Leider sind selbst sorgfältig geplante klinische Studien nur selten perfekt. Deswegen sollten wir es vermeiden, uns auf die Ergebnisse einer einzelnen Studie zu verlassen. Unabhängige Replikationen sind erforderlich, bevor wir einigermaßen sicher sein können. Oft bestätigen dann die Ergebnisse solcher Replikationen nicht die Ergebnisse der vorherigen Studie. In solchen Fällen liegen also widersprüchliche Daten vor. Wann immer wir mit widersprüchlichen Ergebnissen aus klinischen Studien konfrontiert werden, ist es verlockend, sich diejenigen herauszupicken, die uns in den Kram passen – verlockend, aber zugleich auch unredlich! Um zu einer möglichst zuverlässigen Schlussfolgerung über die Wirksamkeit einer Behandlung zu gelangen, müssen wir stets die Gesamtheit der belastbaren Daten berücksichtigen. Dieses Ziel lässt sich am besten durch eine systematische Übersichtsarbeit erreichen.[11]

In einer systematischen Übersichtsarbeit (oder Review) bewerten wir dic Qualität und Quantität der verfügbaren Evidenz, versuchen die Ergebnisse aus allen Studien zu synthetisieren und kommen zu einem Gesamturteil über die Wirksamkeit der betreffenden Behandlungsform. Systematische Reviews und Meta-Analysen (das sind systematische Reviews, die die Daten einzelner Studien mathematisch zusammenfassen und so ein quantitatives Ergebnis erbringen) stellen daher nach übereinstimmender Meinung der Experten die zuverlässigste Evidenz zur Wirksamkeit einer Behandlungsweise dar.

Warum ist Evidenz wichtig?

Diese Frage ist eigentlich bereits beantwortet: Nur mit zuverlässigen Belegen können wir mit Sicherheit sagen, dass es tatsächlich die Behandlung war – und nicht einer der anderen oben genannten Faktoren –, die das klinische Ergebnis verursacht hat. Nur wenn solche Belege vorliegen, können wir uns über Ursache und Wirkung sicher sein. Und nur

11 Moosapour, H. / Saeidifard, F. / Aalaa, M. / Soltani, A. / Larijani, B.: The rationale behind systematic reviews in clinical medicine: a conceptual framework. J Diabetes Metab Disord. 2021 Apr 8;20(1):919-929. doi: 10.1007/s40200-021-00773-8. PMID: 34178868; PMCID: PMC8212290.

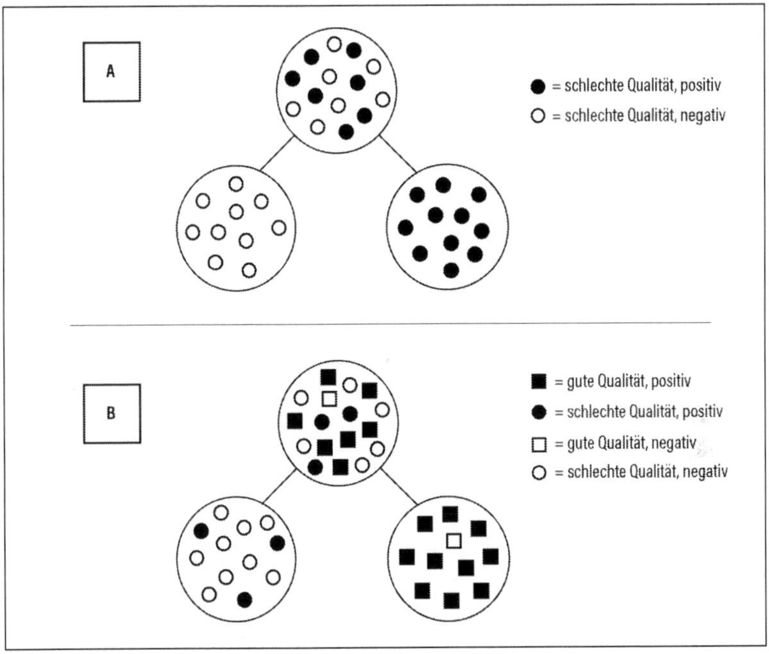

Abb. 3: Das Prinzip einer systematischen Übersichtsarbeit

A: Vermittels einer gründlichen Recherche werden z.B. 24 Studien zu einem Thema gefunden. Davon sind 12 positiv (sie zeigen, dass die Therapie wirksam ist) und 12 negativ (sie zeigen nicht, dass die Therapie wirksam ist). In einer solchen Situation ist es einfach, die positiven Studien zusammenzufassen und so den Anschein zu geben, dass die Therapie eindeutig effektiv sei. Dies wäre jedoch grob irreführend.

B: Wichtig ist, die Qualität der einzelnen Studien mit zu berücksichtigen. In dem Beispiel stellt sich heraus, dass die meisten Studien mit positivem Ergebnis von guter Qualität, während bei den negativen Studien die meisten von schlechter Qualität sind. In diesem Fall würde das bedeuten, dass die Therapie als wirksam einzustufen ist.

dann können wir annehmen, dass die Patienten die bestmöglichen aller derzeit verfügbaren Behandlungsmöglichkeiten erhalten.[12]

12 Why do we need evidence-based medicine?; https://bestpractice.bmj.com/info/us/toolkit/practise-ebm/why-do-we-need-ebm/.

Manche Alternativmediziner meinen aber, dass die Kausalität überbewertet sei. Wichtiger ist es, so meinen sie, dem Patienten zu helfen! Und selbst wenn es ein Placebo-Effekt war, der den Patienten geheilt hat, wen kümmert das? Dem Patienten ist schließlich nur wichtig, dass er geheilt wurde.

Es gibt mehrere Gründe, warum dieses Argument unrichtig ist. Um nur einen zu nennen: Wir sind uns wohl alle einig, dass der Placebo-Effekt vielen Patienten hilft, dennoch wäre es ein Trugschluss anzunehmen, dass wir eine Placebo-Behandlung brauchen, um eine Placebo-Response zu erzeugen. Wenn ein Arzt eine wirksame Therapie – eine, die einen Nutzen jenseits von Placebo hat – mit Mitgefühl und Empathie verabreicht, wird er einen Placebo-Effekt *plus* den Effekt der verabreichten Therapie bewirken. Es folgt, dass die bloße Verabreichung eines Placebos nicht optimal ist, sondern den Patienten um den Effekt einer wirksamen Therapie bringt (mehr hierzu im Kapitel 5.1).

Fazit

Die wichtigste Aufgabe eines Therapeuten ist es, dem Patienten zu helfen, wieder gesund zu werden. Sie lässt sich am besten meistern, indem man die unspezifischen Wirkungen, wie z. B. Placebo, maximiert und gleichzeitig Patienten vermittels der spezifischen Wirkungen einer nachweislich effektiven Therapie hilft. Das heißt, wir brauchen zuverlässige Evidenz *und* Erfahrung. Das eine kann das andere nicht ersetzen.

2 Wer heilt, hat recht – oder vielleicht doch nicht?

„Wer heilt, hat recht!“ Dieser kleine Satz hat es in sich. Im Bereich der Alternativmedizin ist er zu einer Art Dogma, einem Glaubenssatz, erhoben worden. Die Verfechter der Alternativmedizin sind der Ansicht, mit diesem Argument die Forderung nach wissenschaftlicher Evidenz entkräften zu können. Die Erfahrungen sprechen schließlich für sich, dazu braucht man keine Wissenschaft. Der Satz hat es in sich, weil er intuitiv einleuchtet und daher nur schwer zu widerlegen ist. Er hat es auch in sich, weil er täglich tausendfach wiederholt wird, bis auch der Letzte ihn glaubt. Und schließlich hat er es in sich, weil er uns ganz böse in die Irre führen kann.

2.1 Der konkrete Fall

Fallberichte sind in der Alternativmedizin äußerst beliebt. Oft sind das Berichte über Patienten, die besonders gut auf eine Behandlung angesprochen haben. Sie sollen darstellen, wie wirksam die betreffende Therapie ist. Im Prinzip handelt es sich also um Anekdoten; nichts gegen Anekdoten, die können hochinteressant sein. Allerdings sollte man stets beachten, dass sie uns sehr leicht zu Fehlschlüssen können. Um dieses Phänomen zu illustrieren, möchte ich in diesem Kapitel exemplarisch von einigen konkreten Fällen berichten.

Patienten können auch ohne Behandlung wieder gesund werden

Viele unserer Leiden verschwinden von ganz alleine, egal, was wir tun. Andere fluktuieren, d. h. sie werden spontan besser, um sich dann eines Tages wieder zu verschlechtern. Wenn dann eine Besserung eintritt, nachdem wir gerade diese oder jene Therapie ausprobiert haben, so wird die Besserung gerne der Therapie zugeschrieben, auch wenn diese Therapie in Wirklichkeit total nutzlos war.

Vor einigen Jahren war ich an Gürtelrose erkrankt. Es tat teuflisch weh, und nichts wollte so richtig helfen. Eine Nachbarin sah mich mit schmerzverzerrter Mine und wollte mir etwas Gutes tun. Sie schlug mir vor, einen Geistheiler zu konsultieren, der in der Nähe praktizierte und angeblich einen guten Ruf genoss. Ich hatte gerade eine Geistheiler-Studie publiziert,[13] die diese Behandlungsform als unwirksam auswies, und lehnte dankend ab. Als meine Nachbarin mich ein paar Tage später immer noch leiden sah, vereinbarte sie für mich einfach einen Termin. Sie teilte mir dies stolz mit, und ich hatte nicht den Nerv, sie abermals vor den Kopf zu stoßen. Also versprach ich, den Termin wahrzunehmen. Es vergingen zwei Wochen bis wir uns wieder trafen. Meine Schmerzen hatten sich inzwischen deutlich gebessert, und ich war wieder „der Alte". Die Nachbarin war begeistert und meinte, dass mir das eine Lehre sein solle, denn selbst bei Skeptikern wie mir wirke Geistheilung offensichtlich bestens!

Bis heute habe ich nicht den Mut gefunden, ihr diese Illusion zu nehmen. Ich bin damals nämlich nicht beim Geistheiler erschienen, sondern habe den Termin storniert. Wie viele andere Krankheiten, so wird auch eine Gürtelrose meist irgendwann von alleine besser.

Wer heilt, hat Recht? In diesem Fall war es der natürliche Verlauf der Erkrankung!

Der Placebo-Effekt

Es heißt, der Glaube kann Berge versetzen. Ich bin mir da nicht so sicher, aber eines weiß ich gewiss: Der Placebo-Effekt kann Beschwerden lindern, was dann eine völlig unwirksame Maßnahme hoch-effektiv erscheinen lässt.

Als Medizinstudent hospitierte ich einst in einer Reha-Klinik. Dort brachte man mir u. a. bei, EKGs anzufertigen (bei einem Elektrokar-

13 Abbot NC, Harkness EF, Stevinson C, Marshall FP, Conn DA, Ernst E. Spiritual healing as a therapy for chronic pain: a randomized, clinical trial. Pain. 2001 Mar;91(1-2):79-89.

diogramm wird der Arbeitszyklus des Herzens aufgezeichnet). Da ich mich dabei offenbar nicht völlig unbeholfen anstellte, wurde diese Tätigkeit bald zu meiner Hauptaufgabe. So machte ich also über mehrere Wochen kaum etwas anderes, als EKGs zu schreiben.

Eines Tages erschien eine ältere Dame, und ich – inzwischen recht routiniert – applizierte das Gel, legte die Elektroden an, überprüfte alles nochmals sorgfältig, und bat meine Patientin, ganz ruhig zu verharren und den Atem kurz anzuhalten. Das klappte alles prima, und ich konnte sie alsbald von den Kabeln befreien. Meine Patientin war sichtlich beeindruckt: „Vielen Dank Herr Doktor, diese Behandlung war hervorragend. Meine Schmerzen sind schon viel besser."

Die Frau hatte man wegen einer stabilen Angina pectoris – Schmerzen, die durch eine Mangeldurchblutung des Herzens verursacht werden – zum EKG geschickt. Ihr war jedoch nicht klar, dass es sich dabei nicht um Therapie, sondern um Diagnostik handelte. Ihre Erwartung einer therapeutischen Wirkung hatte dementsprechend einen deutlichen Placebo-Effekt hervorgerufen, der ihre Schmerzen momentan milderte.

Placebo-Effekte sind eine automatische Beigabe (fast) jeder medizinischen Maßnahme, egal ob sie nun wirksam oder unwirksam ist. Sie sind oft besonders ausgeprägt, wenn die Hoffnung auf Besserung groß ist. In solchen Situationen können selbst völlig unwirksame Interventionen vermittels eines Placebo-Effekts wirksam erscheinen. Im Einzelfall ist es unmöglich zu sagen, ob eine Linderung von Beschwerden durch die spezifischen Effekte der verabreichten Therapie oder durch einen Placebo-Effekt verursacht wurden.

Wer heilt, hat Recht? In diesem Fall war es der Placebo-Effekt.

Polypragmasie

Wenn wir krank sind, dann setzen wir meist alles daran, wieder gesund zu werden. Das heißt, wir nehmen nicht nur das Medikament ein, das uns der Arzt verschrieben hat, sondern ergreifen gerne auch alle möglichen anderen Maßnahmen – ein Phänomen, das als Polypragmasie bezeichnet wird. Falls Sie z. B. mit einer Magenverstimmung zu einem Homöopathen gehen, so wird er Ihnen bestimmt ein Homöopathikum verschreiben. Das nehmen Sie dann vorschriftsmäßig mehrere Tage lang ein und stellen schließlich erleichtert fest, dass alles wieder in Ordnung ist. Sie berichten den Erfolg Ihrem Homöopathen, und sowohl Sie wie auch er sind felsenfest davon überzeugt, dass die Homöopathie bestens gewirkt hat.

Vergessen wird dabei jedoch, dass Sie neben dem Homöopathikum auch weitere Behandlungen eingeleitet haben: Sie waren womöglich mit dem Essen vorsichtig, haben sich mehrmals einen Kamillentee gemacht und sich viel Ruhe gegönnt. Niemand kann also mit Sicherheit sagen, welche dieser Maßnahmen zu Ihrer Genesung beigetragen hat und welche wirkungslos blieb.

Wer heilt, hat Recht? Nicht, wenn man nicht einmal weiß, was nun wirklich geholfen hat!

Der gesunde Patient

Nichts ist leichter zu beseitigen, als ein Problem, das gar nicht existiert. Wenn Sie beispielsweise einen traditionellen Akupunkteur konsultieren, dann wird er Ihren Puls fühlen, Ihre Zunge begutachten und nach Ihren Lebensgewohnheiten fragen. Schließlich wird er Ihnen seine Diagnose mitteilen: Ihr Yin/Yang-Gleichgewicht ist gestört, was unweigerlich zu Krankheiten führen muss. Die beste Möglichkeit, so wird der Akupunkteur beteuern, dieses Gleichgewicht und damit Ihre Gesundheit wiederherzustellen, besteht darin, es in mehreren Akupunktur-Sitzungen auszubalancieren.

Wenn Sie zu einem Chiropraktiker gehen, wird er nach Ihren Beschwerden fragen, Ihren Rücken betasten und Ihnen schließlich mitteilen, dass Sie unter Subluxationen der Wirbelsäule leiden, ein Befund, der angeblich hoch-gefährlich ist und laut dem Gründer der Chirotherapie 95 % aller Erkrankungen verursacht.[14] Die beste Möglichkeit, diese Situation zu retten, besteht darin, mehrere Behandlungen mit gezielten Wirbelsäulenmanipulationen durchzuführen.

Nachdem Sie dann dem Rat Ihres Therapeuten brav befolgt haben und eine Reihe von Akupunktur- bzw. Chirotherapie-Sitzungen hinter sich gebracht (und bezahlt) haben, teilt Ihr Behandler Ihnen schließlich voller Stolz mit, dass das Problem dank seiner Interventionen nunmehr bereinigt sei, und Sie ziehen „geheilt“ (und um etliche Euros ärmer) von dannen.

---

14 Ernst, Edzard: Chiropractic: Not All That It's Cracked Up to Be. Springer 2020.

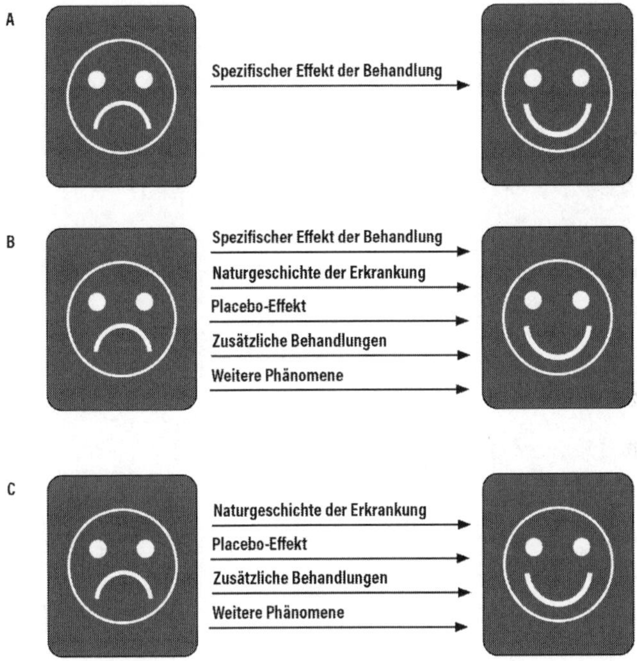

Abb. 4 Schematische Darstellung eines „Heilerfolgs"

A Wenn es nach einer Behandlung besser geht, so meint man meist, dieser Erfolg sei dem spezifischen Effekt der Therapie zuzuschreiben.

B Tatsache ist jedoch, dass der Erfolg das Resultat von einer Vielzahl von Phänomenen ist.

C So kommt es, dass ein therapeutischer Erfolg mitunter auch dann zu verzeichnen ist, wenn die Therapie selbst ohne jegliche Wirkung ist.

Das hört sich fast wie eine Erfolgsgeschichte an – es sei denn man bedenkt, dass Sie die fraglichen Probleme niemals hatten. Yin/Yang Ungleichgewichte, Wirbelsäulen-Subluxationen, und viele weitere Probleme, die man von alternativen Behandlern aufgetischt bekommt, existieren nur in der Vorstellung dieser Therapeuten.

Wer heilt, hat Recht? Nein, denn da wurde nichts geheilt.

Fazit

Diese hier skizzierten konkreten Fälle sind leider keine Seltenheiten. Dergleichen ereignet sich im Bereich der Alternativmedizin täglich tausendfach. Der gemeinsame Nenner dabei ist, dass uns solche Situationen dazu verführen anzunehmen, dass eine Behandlung geholfen hat, während tatsächlich ganz andere Phänomene die Besserung unseres Leidens verursacht haben. In all diesen Fällen hat ein Heiler vielleicht Glück, aber sicher nicht Recht.

2.2 „Wer heilt, hat recht“ – eine Weisheit von Hippokrates, Paracelsus oder Hahnemann?

Jeder kennt den Spruch, aber niemand weiß so recht, woher er kommt. In diesem kurzen Kapitel versuche ich, den Ursprüngen dieser Binsenweisheit etwas nachzugehen.

Auf der Suche nach der Quelle dieses geflügelten Worts bemüht man sich vergebens. Viele Autoren mutmaßen, wer der Autor wohl gewesen sein könnte, aber nirgendwo findet man einen verlässlichen Quellennachweis. Hier eine recht typische Passage aus einem Artikel eines Heilpraktikers:

> Das Zitat stammt ursprünglich vom schon erwähnten Hippokrates. Hippokrates von Kos war ein berühmter griechischer Arzt, lebte bereits vier Jahrhunderte vor Christus und gilt als einer der Urväter wissenschaftlicher Medizin. Nicht umsonst leisten heutige Ärzte einen hippokratischen Eid. Hippokrates sagte viele erstaunliche Dinge, die Schulmedizinern eher unangenehm sind, z. B. „die wirksamste Medizin ist die natürliche Heilkraft, die im Inneren eines jeden von uns liegt“ oder „wer stark, gesund und jung bleiben will, sei mäßig, übe den Körper, atme reine Luft und heile sein Weh eher durch Fasten als durch Medikamente“. Für psychologische Astrologen wie mich sehr interessant auch die Aussage „wer die Astrologie nicht versteht, ist kein Arzt, sondern ein Narr“. „Wer heilt hat Recht“, hat außerdem Samuel Hahnemann behauptet, deutscher Arzt und Erfinder der Homöopathie. Des Weiteren wäre Paracelsus zu nennen, ein Schweizer Arzt und Naturphilosoph.[15]

Hier sind dem Autor gleich mehrere Irrtümer unterlaufen. Zum Beispiel ist es eine irrige Annahme, dass alle Ärzte einen hippokratischen Eid ablegen. Hippokrates hat tatsächlich viele erstaunliche Dinge geschrieben, oder zumindest werden sie ihm in den Mund gelegt. Ob allerdings „Wer heilt, hat recht“ dazu gehört, wie (nicht nur) dieser Heilpraktiker behauptet, scheint zweifelhaft; zumindest habe ich keinen direkten Beleg dafür gefunden. Dagegen spricht ferner, dass Hippokrates (angeblich) auch Folgendes gesagt hat: „Nicht der Arzt, sondern der Körper

15 Wer heilt, hat Recht – ein Zitat stlftet Streit, http://www.der-weg-nach-hause.de/wer-heilt-hat-recht.

heilt die Krankheit." Diese Auffassung ist nur schwer zu vereinbaren mit der Annahme „Wer heilt, hat recht."

Dass Paracelsus der Autor von „Wer heilt, hat recht" sei, ist ebenfalls weit verbreitet. Hier ein kurzer Text dazu von einer Schule für Heilpraktiker:

> Theophrastus Bombastus von Hohenheim genannt Paracelsus, (1493 bis 1541) war Arzt, Alchemist, Astrologe, Mystiker, Laientheologe und Philosoph. Er machte sich einen Namen als Kritiker und Erneuerer der damaligen etablierten Schulmedizin. Er entlarvte viele ihrer Irrtümer und setzte seine Thesen und seine heilkundlich-praktischen Erfolge dagegen. Von Paracelsus stammen, unter anderen, die berühmten Sätze „Wer heilt, hat Recht" …[16]

Auch für diese Annahme fand ich keine überzeugenden Belege. Und wiederum spricht ein Zitat, das Paracelsus in den Mund gelegt wird, gegen die Annahme, dass er tatsächlich dieser Meinung war: „Der Arzt verbindet deine Wunden, dein innerer Arzt jedoch wird dich gesunden."

Schließlich wird Hahnemann von vielen als Urheber des Spruchs „Wer heilt, hat recht" genannt[17]:

> In Deutschland unterschätzt wird er [Hahnemann] in Paris zum Modearzt: Prominente aus aller Welt konsultieren ihn. Hahnemanns Buch „Organon" (1810) ist Standardwerk eines jeden Homöopathen. Kritik an seiner Methode gibt es bis heute. Hahnemann dazu vor rund 200 Jahren: Wer heilt, hat Recht.

Und auch hierfür gelang es mir nicht, stichhaltige Belege zu finden. Angesichts der Tatsache, dass Hahnemann jegliche nicht-homöopathische Therapieformen auf das strikteste ablehnte und Behandlern, die seine Therapie ablehnten, niemals recht gegeben hat, halte ich es für fragwürdig, ob er der Autor des Spruchs ist.

Es scheint also, als ob der Urheber des Satzes nicht eindeutig festzustellen ist.

Interessant finde ich die Tatsache, dass der Spruch nur in Deutsch verwendet wird. Die direkte Übersetzung ins Englische z. B. „The

16 Mehr über Paracelsus, https://www.paracelsus.de/ueber-paracelsus/die-heilpraktikerschulen.

17 „Wer heilt, hat Recht", https://www.merkur.de/specials/wer-heilt-recht-178634.html.

one who heals is right“, gibt keinen rechten Sinn und wird auch nicht gebraucht. Wollte man den Sinn des Satzes in Englisch ausdrücken, so müsste man weit ausholen und würde etwa Folgendes formulieren müssen: „Regardless of the question who treats your disease and by which means, as long as they cure you, they must be correct.“ So etwas sagt aber niemand, was jedoch nicht bedeutet, dass die Argumente, die hinter diesem Satz stehen, nicht von Alternativmedizinern aller Länder angeführt werden.

2.3 Was genau impliziert der Satz?

In diesem Kapitel werde ich analysieren, was jemand, der behauptet „wer heilt, hat recht“ damit sagen will. Auf den ersten Blick erscheint das ziemlich klar, schaut man jedoch genauer hin, so tauchen erhebliche Zweifel auf.

„Wer heilt, hat recht“, das sagt sich schnell einmal dahin, aber was besagt dieser Satz eigentlich? Um dies genauer zu ergründen, ist es vielleicht hilfreich, eine typische Situation exemplarisch nachzuvollziehen. Stellen wir uns beispielsweise folgenden Dialog zwischen zwei Freundinnen, Anita (A) und Betina (B) vor:

A: Seit ein paar Tagen schlafe ich sehr schlecht. Das macht mich völlig fertig.

B: Ich hatte das auch mal, das ist ganz schrecklich, da fühlt man sich den ganzen Tag miserabel.

A: Genau! Es ist Zeit, dass ich was dagegen unternehme. Was hat dir denn damals geholfen?

B: Ich bin zu meinem Heilpraktiker gegangen. Der hat mir ein homöopathisches Mittel verschrieben, und nach ein paar Tagen habe ich dann auch prompt wieder bestens geschlafen.

A: Also mir als Naturwissenschaftlerin brauchst du mit Homöopathie nicht zu kommen. Diese Globuli sind dermaßen hoch verdünnt, dass sie Null Wirkstoff enthalten.

B: Ja, ich weiß. Und deswegen war ich auch erstmal skeptisch.

A: Und die klinischen Studien zur Homöopathie bestätigen, dass die Wirkung über Placebo nicht hinausgeht. Da nehme ich doch lieber etwas, das tatsächlich wirkt.

B: Ja, aber die Wissenschaft weiß natürlich nicht alles. Vielleicht passt die Homöopathie einfach nicht in die Zwangsjacke der Wissenschaft. Schließlich gilt doch der Grundsatz „Wer heilt, hat recht“.

Anita weiß darauf keine Antwort. Das Argument, „Wer heilt, hat recht“, hat sie vielleicht nicht davon überzeugt, selbst einen Homöopathen zu konsultieren, aber es hat zumindest den Effekt, dass sie das Thema wechselt. Die meisten von uns finden auf diese Behauptung keine passende Antwort; es ist ein Totschlagargument, das eine weitere Diskussion sinnlos erscheinen lässt. Aber was genau wird hier impliziert?

Das wichtigste in der Medizin ist, dem Patienten zu helfen

„Der einzige Beruf des Arztes ist schnelles, sanftes, dauerhaftes Heilen.“[18] Dies ist der erste Satz aus dem *Organon*, dem Hauptwerk von Samuel Hahnemann, der vor rund 200 Jahren die Homöopathie begründet hat. Ihm muss man zustimmen – allerdings nicht uneingeschränkt. Kranke Menschen gesund zu machen, ist ohne Zweifel eine wesentliche Aufgabe, jedoch nicht die einzige Aufgabe von uns Ärzten.

Es gibt zahllose Ärzte, die ihr Bestes tun, Patienten zu helfen, ohne jemals direkt einen kranken Menschen gesund zu machen. Man denke nur an die vielen, die in der Forschung tätig sind und so versuchen, Fortschritt zu schaffen und vielleicht nicht heute, so doch in Zukunft kranken Menschen zu helfen. Ferner ist es ebenfalls eine wichtige Aufgabe von Ärzten, Patienten mit Krankheiten, die nicht heilbar sind, zu helfen – was man bekanntlich nicht heilen, sondern behandeln nennt. Und schließlich erscheint es auch wichtig zu betonen, dass es die ethische Pflicht eines jeden Behandlers ist, nicht irgendeine Therapie einzusetzen, die vielleicht ein wenig helfen könnte, sondern diejenige Behandlung zu verwenden, die bewiesenermaßen am besten hilft. Wie wir noch sehen werden, ist das niemals die Homöopathie und nur sehr selten ein anderes alternativmedizinisches Verfahren.

Erfahrung ist bedeutender als Evidenz

Im Kapitel 1.2 haben wir bereits diskutiert, was Evidenz ist und wie sie sich von Erfahrung unterscheidet. Im obigen Beispiel hat Betina die Erfahrung gemacht, dass ein Homöopathikum gegen Schlafstörungen hilft. Diese Erfahrung kann jedoch trügerisch sein.

Niemand würde bezweifeln, dass Betina die Wahrheit berichtet: Sie hat nach der Einnahme des Mittels besser geschlafen, als vorher; dar-

18 Hahnemann, Samuel: Organon Der Heilkunst, 1755-1843, https://archive.org/details/OrganonDerHeilkunst/page/n17/mode/2up.

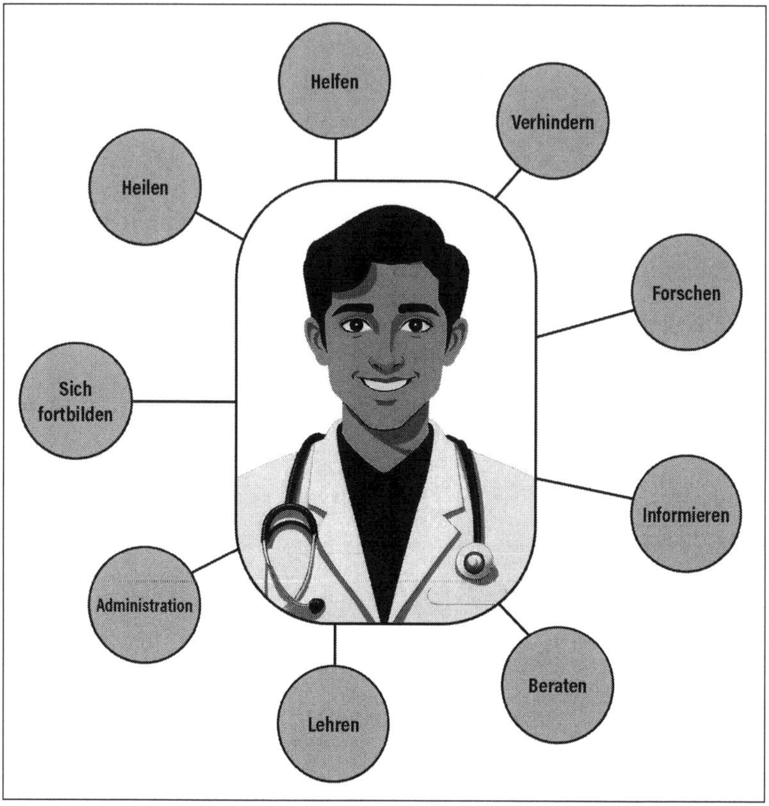

an ist nicht zu rütteln. Aber „nach" heißt nicht „wegen". Es gibt hier eine ganze Reihe anderer Gründe, die wir in den Kapiteln 5.1 bis 5.6 noch genauer besprechen werden. Hier reicht vielleicht ein Hinweis darauf, dass Betina Probleme am Arbeitsplatz hatte, die nach ein paar Tagen gelöst waren, sodass sich auch ihr Schlaf wieder normalisierte. In diesem Fall hätte das Homöopathikum also rein gar nichts mit der Schlafverbesserung zu tun, und der Heilpraktiker, der ihr das Mittel verschrieb, hatte ganz sicher nicht recht.

Fast jede Besserung eines Symptoms oder einer Erkrankung ist multifaktoriell bedingt, d. h. es existieren viele Ursachen, die im Einzelfall kaum voneinander zu trennen sind. Daher ist es meist unmöglich, aus einer Besserung zu schließen, dass hieran ausschließlich die verordnete

Therapie beteiligt war. Dieser Schluss wär nicht nur naiv und falsch, sondern auch potenziell gefährlich. Im oben geschilderten Fall könnte er z. B. Anita dazu bewegen, Homöopathie gegen Schlafstörungen anzuwenden. Das hört sich zunächst einmal gar nicht gefährlich an; dies ändert sich jedoch dramatisch, wenn wir wissen, dass Anitas Schlafstörung ein frühes Symptom eines Gehirntumors ist. In diesem Fall würde sie mit dem Versuch, das Problem homöopathisch anzugehen, wertvolle Zeit vertun, dieses Leiden zu heilen. Vertane Zeit bedeutet in einer solchen Situation stets auch eine Verschlechterung der Prognose. Im schlimmsten Fall würde das Betina ihr Leben kosten.

Wer der Behandler ist, spielt keine Rolle

Das Argument „Wer heilt, hat recht" beinhaltet auch, dass es belanglos ist, wer da nun eigentlich heilt. In den meisten Fällen ist es jedoch durchaus nicht unwichtig, an den richtigen Behandler zu geraten. Im obigen Fall wurde Betina von einem Heilpraktiker behandelt. Wenn wir mal davon ausgehen, dass Betinas Schlafstörungen Anzeichen einer ernsten Erkrankung sind, die weiterer Abklärung bedarf, dann ist sie beim Heilpraktiker sicher nicht an der besten Adresse. Um diese Aussage besser zu verstehen, sei eine kurze Erklärung zu diesem Berufsstand erlaubt (mehr dazu im Kapitel 7.1).

Für deutsche Heilpraktiker existiert keine obligatorische medizinische Ausbildung, es reicht eine amtsärztliche Prüfung (im Wesentlichen über Kenntnisse der rechtlichen Einschränkungen ihres Berufsfeldes). Jeder, der mindestens 25 Jahre alt ist, über einen Hauptschulabschluss verfügt und frei von Krankheiten ist, kann sich dieser Prüfung unterziehen. Im Falle eines Nichtbestehens kann die Prüfung beliebig oft wiederholt werden. Hat der Heilpraktiker die Prüfung bestanden, darf er nahezu das gesamte Spektrum der Medizin praktizieren. Erfahrung in der Krankenbehandlung muss nicht nachgewiesen werden.[19]

Aber die Annahme „Wer heilt, hat recht" geht sogar noch viel weiter. Bei genauer Betrachtung besagt sie nämlich, dass es belanglos ist, ob ihre Nachbarin, ihr Frisör oder ihr Arzt ihnen eine Behandlung anrät. Was zählt, ist einzig, ob es ihnen danach besser geht. So gesehen ist der

19 Ernst, Edzard: Vorsicht Heilpraktiker. Eine kritische Analyse. Berlin 2023.

Satz eine zynische Negierung dessen, was ein kranker Mensch von der Heilkunde erwarten darf.

Die Natur der Behandlung ist unbedeutend

„Wer heilt, hat recht“ bedeutet schließlich auch, dass die Natur der Therapie, mit der eine Heilung erreicht wird, letztlich egal ist. Ein deutscher Alternativmediziner drückt das (ungewollt zynisch) so aus: „... jede einzelne Methode ist ersetzbar ... Im Prinzip können Sie mit Neuraltherapie, Ozon oder Eigenblut jeden Menschen behandeln.“[20]

Unter dem Überbegriff „Alternativmedizin“ tummeln sich die unterschiedlichsten Verfahren:

- Viele sind nicht plausibel, d. h. sie widersprechen etablierten Erkenntnissen oder gar Naturgesetzen. Die Annahme ihrer Wirksamkeit würde also voraussetzen, dass diese Erkenntnisse unrichtig sind. Beispiele für solche Verfahren sind Homöopathie (Kapitel 4.1) oder die oben erwähnte Geistheilung.[21]
- Andere sind mit schwerwiegenden Nebenwirkungen belastet. Beispiele für solche Behandlungsweisen sind Osteopathie (Kapitel 4.5) oder Chelat-Therapie.[22]
- Einige Verfahren sind bislang kaum wissenschaftlich untersucht worden. Beispiele hierfür sind Schüßler-Salze (Kapitel 4.2) oder Eigenblut-Therapie.
- Einige Methoden wurden relativ gründlich untersucht und sind mit großer Wahrscheinlichkeit unwirksam. Beispiele sind Homöopathie (Kapitel 4.1) und alle Formen des energetischen Heilens.
- Wenige Verfahren wurden mit adäquater Methodik geprüft und für wirksam befunden. Beispiele sind das Johanniskraut (Kapitel 4.6), das bei leichten Depressionen die Symptomatik verbessert.

---

20 Machens, Roman: Ganzheitliches Praxismanagement: Naturheilverfahren – Psychosomatik – Organisation – Selbstzahlermedizin. Schattauer 2002.

21 Ernst, E.: Distant healing--an “update” of a systematic review. Wien Klin Wochenschr. 2003 Apr 30;115(7-8):241-5. doi: 10.1007/BF03040322. PMID: 12778776.

22 Ernst, E.: Fatalities after CAM: an overview. Br J Gen Pract. 2011 Jun;61 (587):404-5. doi: 10.3399/bjgp11X578070. PMID: 21801529; PMCID: PMC3103684.

Es ist offensichtlich, dass es durchaus nicht belanglos ist, aus welcher dieser Kategorien die Therapie stammt, mit der uns jemand zu heilen versucht. „Wer heilt, hat recht“ wirft jedoch all diese Behandlungsformen in einen Topf. Letztlich sollen Kranke durch dieses Dogma motiviert werden, alles getrost einmal auszuprobieren. Eine solche Strategie ist erstens kostspielig und zweitens widerspricht sie der medizinischen Ethik. Patienten haben meiner Ansicht nach ein Recht darauf, mit Therapien behandelt zu werden, die die besten Aussichten auf Erfolg haben. Und verantwortungsvolle Behandler haben die Pflicht, alles zu tun, dass ihr Recht nicht mit Füßen getreten wird.

2.4 Hat derjenige, der nicht heilt, dann vielleicht unrecht?

Falls der Satz „Wer heilt, hat recht“ zuträfe, würde er im Umkehrschluss nicht bedeuten, dass derjenige, der nicht heilt, unrecht hat? Um auf diese Frage näher einzugehen, ist es vielleicht hilfreich, einige konkrete Fälle zu schildern.

Der unheilbar kranke Patient

Stellen wir uns einen Patienten vor, der nach jahrelanger Behandlung seines zu spät erkannten Lungenkrebs nun im Endstadium schwer erkrankt ist. Er wird stationär aufgenommen und muss wegen zunehmender Atemnot beatmet werden und erhält Opiate, die sein Leiden erträglicher machen. Sein Zustand verschlimmert sich trotz aller Bemühungen der Intensivmediziner rasch und der Patient verstirbt wenige Tage später. Die Ärzte konnten ihn also nicht heilen. Hatten sie daher unrecht? Sicher nicht!

Es gibt leider zahlreiche Erkrankungen, bei denen eine Heilung nicht möglich ist. Das mag daran liegen, dass wir derzeit noch keine wirksame Therapie gefunden haben. In anderen Situationen, kann es andere Gründe haben; z. B. kann eine Krankheit so dramatisch verlaufen, dass selbst eine normalerweise wirksame Therapie den Tod nicht verhindern kann. Ferner kommt es vor, dass (wie im o. g. Fall) ein Patient mit einer an sich vielleicht heilbaren Krankheit erst so spät zum Arzt geht, dass sein Leben nicht mehr zu retten ist.

In all diesen Fällen heilt der Arzt nicht, aber er hat deswegen nicht unrecht – im Gegenteil, die Maßnahmen, die er ergreift, stellen den Versuch dar, zumindest das Leiden zu lindern. Und wer sie ergreift, hat nicht unrecht, sondern handelt ethisch und hat recht.

Die chronisch kranke Patientin

Betrachten wir nun eine Patientin, die seit vielen Jahren an Multipler Sklerose (MS) leidet. Inzwischen ist sie an den Rollstuhl gefesselt, kann sich nicht mehr selbst versorgen, lebt in einem speziell ausgestatteten Heim, und hat fast ständig Schmerzen. Über die Jahre hat sie eine

Vielzahl von Medikamenten bekommen, aber die Erkrankung wurde schubweise immer schlimmer. Der behandelnde Neurologe versuchte, die zunehmende Spastik und die Schmerzen mit Medikamenten einzudämmen, aber von Heilung konnte keine Rede sein.

Leider gibt es viele chronische Leiden, die heute noch nicht heilbar sind. Bedeutet das etwa, dass der Arzt, der solche Patienten behandelt, unrecht hat? Sicher nicht! Auch bei unheilbaren Krankheiten ist es stets möglich, die Symptome zu lindern. Ärzte, die dies tun haben nicht unrecht, sie haben natürlich recht.

Der Patient ohne Beschwerden

Viele Patienten waren völlig symptomfrei – bis ihr Arzt ihnen eines Tages ein Medikament verschrieb, das Nebenwirkungen hatte. Hat der Arzt in solchen Fällen unrecht? Ein konkreter Fall bringt uns einer Antwort auf diese Frage vielleicht näher.

Stellen wir uns einen sechzigjährigen Mann vor, der sich kerngesund fühlt, und bei dem anlässlich eines Routine-Checkups ein erhöhter Blutdruck festgestellt wurde. Sein Hausarzt rät zunächst zu mehr Bewegung, bessere Ernährung und weniger Stress. Nachdem diese Maßnahmen ohne Einfluss auf die Hypertonie blieben, verschreibt er ein blutdrucksenkendes Mittel. Der Patient berichtet sodann über lästige Nebenwirkungen. Der Arzt verschreibt daraufhin ein anderes Antihypertonikum und die Nebenwirkungen verschwinden – jedoch nur, um durch andere, weniger lästige Symptome ersetzt zu werden. Der Arzt überzeugt den Patienten davon, dass er damit leben kann, und unser Patient akzeptiert das Argument. Von nun an hat unser Patient leicht geschwollene Füße, insbesondere abends und bei warmen Wetter.

Im Klartext heißt das also, dass ein beschwerdefreier Mensch durch eine von seinem Arzt verschriebene Therapie zu einem Patienten mit Symptomen werden kann. Dergleichen ist leider nicht selten – denken wir z. B. an die medikamentöse Behandlung eines erhöhten Cholesterin-Spiegels – und man ist geneigt anzunehmen, dass der Arzt in solchen Fällen unrecht hat, zumal hier doch gar nichts geheilt wird. Bevor wir zu einem vorschnellen Urteil kommen, sollten wir uns allerdings fragen, aus welchen Gründen Ärzte beschwerdefreien Patienten Medikamente mit Nebenwirkungen anraten.

Sie tun es nicht um zu heilen, sondern um ernste Erkrankungen zu verhindern. Hypertonie und Hypercholesterinämie sind Risikofaktoren für lebensgefährdende Ereignisse wie Schlaganfall oder Herzinfarkt. Der Arzt heilt in solchen Fällen also keine Erkrankung, sondern er versucht, sie zu verhindern. Vereinfacht könnte man sagen, der Arzt bemüht sich, das Leben seines Patienten zu verlängern. Um dies zu erreichen, müssen gelegentlich auch Nachteile wie z. B. Nebenwirkungen oder Kosten in Kauf genommen werden. So gesehen, hat der Arzt also nicht unrecht, sondern er hat Recht.

Diese Betrachtungen machen klar, dass in dem Satz „Wer heilt, hat recht“ der Begriff des Heilens zu eng gefasst ist und weite Bereiche des ärztlichen Handels nicht mit eingeschlossen sind. Ärzte würden natürlich immer gerne heilen – d. h. eine Krankheit endgültig eliminieren –, aber leider ist das häufig nicht möglich und gelegentlich gar nicht relevant. Zu den ärztliche Handlungen gehört nun einmal nicht nur das Heilen, sondern auch aus das Helfen oder das Verhindern von Krankheiten. Diese Tatsache zeigt einmal mehr, wie wenig sinnvoll der Satz „Wer heilt, hat recht“ tatsächlich ist.

2.5 Korrelation bedeutet nicht Kausalität

In diesem Kapitel werde ich versuchen zu erklären, warum wir regelmäßig in die Irre geleitet werden, wenn die Ursache eines beobachteten Phänomens angenommen wird, ohne sie genauer zu hinterfragen.

Wir alle neigen dazu, dem Trugschluss zum Opfer zu fallen, dass etwas, das nach einem Ereignis passiert ist, auch durch dieses Ereignis verursacht wurde. Er beruht im Wesentlichen auf der Verwechslung von Korrelation mit Kausalität:

- Die Sonne geht nicht deswegen auf, weil der Hahn gekräht hat.
- Die Gelbfärbung des 2. und 3. Fingers eines Rauchers ist nicht die Ursache seines Lungenkrebses.
- Die Tatsache, dass einige Kinder nach einer Impfung an Autismus erkranken, bedeutet nicht, dass Impfungen Autismus verursachen.
- Die Besserung eines Leidens nach Verabreichung einer Therapie bedeutet nicht zwangsläufig, dass die Behandlung wirksam war.

Im Bereich der Alternativmedizin sind solche Denkfehler extrem weit verbreitet; dies ist vor allem bei Konsumenten zu beobachten und reicht oft sogar bis in die diesbezügliche Forschung hinein. Einige Beispiele können das vielleicht verdeutlichen.

Eine Studie aus dem Jahr 2025 untersuchte, ob bei jungen Frauen, die an prämenstruellen Beschwerden litten, eine Behandlung mit Qi-Gong (ein aus der Traditionellen Chinesischen Medizin stammendes System der koordinierten Körperhaltung und Bewegung) die Symptome lindern könnte. Nach vier Wochen regelmäßiger Therapie waren die Beschwerden der Teilnehmerinnen deutlich reduziert. Die Untersucher folgerten daraus, dass „die Qi Gong-Therapie einen ganzheitlichen, nicht-invasiven Ansatz für die Behandlung prämenstrueller Beschwerden bietet …“.[23] Da die Studie keine Kontrollgruppe hatte, ist diese Konklusion unzulässig; neben der Therapie könnten nämlich jede Menge andere Faktoren – z. B. ein Placebo-Effekt oder die umsorgende Zuwendung des Therapeuten – die Symptomverbesserung bedingt haben. Die Besserung nach der Behandlung nicht unbedingt auch eine Besserung wegen der Behandlung.

---

23 https://www.bioinformation.net/021/973206300210132.pdf.

Ein weiteres Beispiel stammt von niemand geringerem als König Charles. Im Jahr 2004 – damals war er noch Prinz Charles – hielt er einen Vortrag vor britischen Ärzten. Wir wussten natürlich sehr wohl, dass er ein eifriger Befürworter der Alternativmedizin ist, aber auf das, was er uns bei dieser Gelegenheit bieten sollte, waren wir nicht gefasst:

> Ich weiß von einer Patientin, die die Gerson-Therapie einsetzte, nachdem man ihr mitgeteilt hatte, dass sie an Krebs im Endstadium leide und eine weitere Chemotherapie nicht überleben würde. Glücklicherweise ist sie sieben Jahre später noch am Leben und gesund. Deshalb ist es wichtig, dass wir solche Erfahrungen nicht einfach abtun, sondern den Nutzen dieser Behandlungen weiter untersuchen.[24]

Die anwesenden Ärzte hatten alle Mühe, höflich zu bleiben. Die Gerson-Therapie ist bekannt als eine unplausible, unwirksame, gefährliche und teure Krebsbehandlung. Eine Zusammenfassung der Evidenz kam zu dem Schluss, dass „die Gerson-Therapie Krebs-Patienten nicht empfohlen werden kann".[25] Charles war offensichtlich nicht in der Lage, zwischen Korrelation und Kausalität zu differenzieren. Er hielt das Überleben seiner Bekannten für einen Wirksamkeitsnachweis der Gerson-Therapie und ignorierte all die anderen Gründe, die hierfür in Frage kommen. Wir werden diese in den Kapiteln 5.1 bis 5.6 noch genauer unter die Lupe nehmen. An dieser Stelle soll daher nur erwähnt werden, dass selbst fortgeschrittene Krebserkrankungen gelegentlich spontan ausheilen oder ungewöhnliche Verläufe zeigen. Das mag unwahrscheinlich erscheinen, ist aber glaubwürdiger als die Annahme, dass die Gerson-Therapie eine wirksame Methode sei.

Ein Artikel aus China berichtete über eine ältere Frau aus Wuhan, die mit einem schweren Fall von COVID-19 ins Krankenhaus kam. Sie wurde zusätzlich zur Standardbehandlung mit manueller Akupunktur und chinesischen Kräutern behandelt. Diese Therapie verbesserte angeblich die Atemfunktion der Patientin, erhöhte den Sauerstoffgehalt

---

24 Ernst, Edzard: Charles, The Alternative King: An Unauthorised Biography. Societas 2023 (Übersetzung aller Zitate aus dem Englischen durch den Autor.).

25 PDQ Integrative, Alternative, and Complementary Therapies Editorial Board. Gerson Therapy (PDQ®): Health Professional Version. 2016 Apr 11. In: PDQ Cancer Information Summaries [Internet]. Bethesda (MD): National Cancer Institute (US); 2002–. PMID: 26389464.

des Blutes und verringerte ihre Herzfrequenz. Die Autoren meinen daher, dass „Akupunktur und chinesische Kräutermedizin als Adjuvans zur Standardtherapie bessere Ergebnisse bei der Behandlung schwerer Fälle von COVID-19 erzielen können".[26]

Ist hier nicht der Wunsch der Vater des Gedanken? Niemand kann sicher sein, dass die Zusatzbehandlung etwas mit dem positiven Verlauf zu tun hatte. Man könnte sogar postulieren, dass ohne sie die Patienten sogar noch schneller gesundet wäre. Diese Annahme mag an den Haaren herbeigezogen erscheinen; sie ist jedoch ebenso plausibel, wie die zitierte Schlussfolgerung der Autoren.

Mein letztes Beispiel entstammt aus einer großen amerikanischen Untersuchung, die gemäß der Autoren zeigen soll, dass der Einsatz alternativmedizinischer Maßnahmen zu einem besseren Gesundheitsverhalten führt. Dazu wurden 10.201 Nutzer von Alternativmedizin befragt. Insgesamt berichteten 45 % der Anwender, dass sie durch Alternativmedizin motiviert wurden, ihr Gesundheitsverhalten positiv zu verändern, z. B. durch regelmäßigere Bewegung (35 %), bessere Ernährung (31 %), oder durch Reduktion des Alkoholkonsums (9 %). Die Autoren schlussfolgerten, dass ein „beträchtlicher Anteil der Befragten durch ihre Nutzung alternativmedizinischer Maßnahmen motiviert war, Änderungen im Gesundheitsverhalten vorzunehmen. Alternativmedizin kann dazu beitragen, das Gesundheitsverhalten der Patienten zu verbessern, und hat potenziell bedeutende Auswirkungen auf Initiativen im Bereich der öffentlichen Gesundheit und der Präventivmedizin."[27]

Diese Konklusion lässt eine andere, mindestens ebenso plausible Erklärung außer Acht: Jemand beschließt eines Tages, dass es an der

26 Yin, X. / Cai, SB / Tao, LT / Chen, LM / Zhang, ZD / Xiao, SH / Fan, AY / Zou, X.: Recovery of a patient with severe COVID-19 by acupuncture and Chinese herbal medicine adjuvant to standard care. J Integr Med. 2021 Sep;19(5):460-466. doi: 10.1016/j.joim.2021.06.001. Epub 2021 Jun 8. PMID: 34154967; PMCID: PMC8186062.

27 Bishop FL, Lauche R, Cramer H, Pinto JW, Leung B, Hall H, Leach M, Chung VC, Sundberg T, Zhang Y, Steel A, Ward L, Sibbritt D, Adams J. Health Behavior Change and Complementary Medicine Use: National Health Interview Survey 2012. Medicina (Kaunas). 2019 Sep 24;55(10):632. doi: 10.3390/medicina55100632. PMID: 31554323; PMCID: PMC6843558.

Zeit ist, etwas für die Gesundheit zu tun. Diese Entscheidung setzt mehrere Umstellungen des Lebensstils gleichzeitig in Gang:

- mehr Sport;
- bessere Ernährung;
- weniger Alkohol;
- Nutzung alternativmedizinischer Maßnahmen.

Entgegen dem Wunschdenken der Autoren hat nicht unbedingt die Nutzung von Alternativmedizin das positive Ergebnis bewirkt; die tatsächliche Ursache ist vielmehr ein generelles Umdenken, das auch alternativmedizinische Aspekte mit einschloss.

In allen diesen Beispielen kommen mehrere Faktoren, die mit der Therapie nichts zu tun haben, als Erklärungen in Frage. Mit anderen Worten: Korrelation ist nicht gleich Kausalität!

2.6 Wirkmechanismus versus Wirksamkeit

In diesem Kapitel wird dargestellt, warum die Wirksamkeit einer Behandlungsweise und ihr Wirkmechanismus zwei ganz verschiedene Themen sind. In der Alternativmedizin macht es wenig Sinn, sich über den Wirkmechanismus einer Behandlungsweise den Kopf zu zerbrechen, solange ihre Wirksamkeit nicht zweifelsfrei belegt ist.

Ein Argument, das regelmäßig von Verfechtern der Alternativmedizin angeführt wird, ist die Behauptung, dass ihre Verfahren nur deswegen vom sogenannten Establishment abgelehnt werden, weil ihr Wirkmechanismus nicht bekannt ist. Die Wissenschaft sei einfach noch nicht so weit, so wird oft behauptet, die komplexen Mechanismen zu verstehen, die ihrem Verfahren zugrunde liegen. Vor wenigen Jahren konnte man noch nicht einmal erklären, wie Aspirin wirkt. Ebenso wie Aspirin seien jedoch auch alternative Therapieformen wirksam. Dafür gäbe es schließlich reichlich Belege:

- Den Patienten geht es nach der Anwendung besser, und Patienten lügen doch sicher nicht.
- Patienten zahlen dafür, und wer würde schon für etwas zahlen, das nicht funktioniert?
- Die Alternativmedizin hat Hunderte von Jahren überlebt, und unwirksame Therapien würden doch sicher keinen Bestand haben.
- Die Behandler haben jede Menge Erfahrung und wissen es daher am besten.

Mit diesen Argumenten setzen wir uns in den folgenden Kapiteln auseinander. Aber was sollen wir von der Annahme halten, dass die Wissenschaft noch nicht weit genug fortgeschritten sei, um die Wirkmechanismen alternativmedizinischer Maßnahmen zu erklären?

Das Beispiel von Aspirin kann uns hier helfen. Es stimmt zwar, dass wir vor ein paar Jahrzehnten nicht wussten, *wie* Aspirin wirkt. Aber wir wussten immer, *dass* es wirkt. Klinische Studien hatten die Wirksamkeit nachgewiesen, und das war dann auch der Hauptgrund, warum Wissenschaftler herausfinden wollten, *wie* es funktioniert. Hätten die klinischen Studien keine Wirksamkeit gezeigt, hätte sich niemand für die angeblichen Wirkmechanismen interessiert.

Dieses Beispiel verdeutlicht den Unterschied zwischen Wirkmechanismus und Wirksamkeit:

- Wirkmechanismen betreffen die Frage, *wie* eine Therapie wirkt.
- Wirksamkeit betrifft die Frage, *ob* eine Therapie wirkt.

Es handelt sich also um zwei grundverschiedene Dinge. Das Beispiel Aspirin macht deutlich, dass Wirkmechanismen in gewisser Weise zweitrangig sind. Wir setzen eine Therapie nämlich auch dann ein, wenn die Wirkmechanismen unbekannt sind. Was vorrangig zählt, ist die Wirksamkeit.

Neben dem Aspirin, gibt es zahllose weitere Beispiele von Therapieformen, die eingesetzt wurden, ohne dass wir wussten wie sie wirken. Man kann sogar verallgemeinernd davon ausgehen, dass die meisten überlieferten Behandlungsweisen in diese Kategorie gehören. Das Vorgehen der modernen Pharmakologie, erst den Wirkmechanismus zu verstehen und dann die Wirksamkeit einer Arznei zu testen, ist eine sinnvolle, aber eher neuzeitliche Strategie. Noch vor wenigen Dekaden war das Vorgehen umgekehrt: Wir waren uns aufgrund der Ergebnisse von klinischen Studien klar über die Wirksamkeit einer Therapie, und erst dann bemühten wir uns, die zugrunde liegenden Wirkmechanismen zu verstehen.

Alternative Therapien sind fast ausnahmslos überlieferte Behandlungsformen. Das heißt, dass die Untersuchung ihrer Wirkmechanismen ein durchaus relevantes Forschungsthema sein kann – aber nur unter der Voraussetzung, dass ausreichend positive Evidenz zur Wirksamkeit vorliegt. Es wäre schlichtweg eine Geld- und Zeitverschwendung, Wirkmechanismen von überlieferten Behandlungsweisen zu beforschen, die nicht auf plausiblen Annahmen beruhen und deren Wirksamkeit unbewiesen oder gar widerlegt ist. Ein Beispiel macht das vielleicht deutlicher.

Samuel Hahnemann, der Erfinder der Homöopathie, behauptete, dass die Heilkraft seiner Arzneien auf eine „Vitalkraft" zurückzuführen sei, und lange Zeit vertraten seine Anhänger diese These. Heutzutage klingt sie jedoch zu veraltet, um ernst genommen zu werden. Einige prominente Homöopathen geben daher zu, dass die „Wirkungsweise homöopathischer Präparate unbekannt"[28] ist. Andere haben sich dage-

28 Scientific evidence on homeopathy IKIM 20240618, https://homeopathyeurope.org/downloads/Paper%20C1%20-%20Scientific%20evidence%20on%20homeopathy%20IKIM.pdf.

gen neue Theorien zum Wirkmechanismus ihrer Heilmittel ausgedacht. Aktuelle Favoriten sind die „Theorie des strukturierten Wassers", die „Nano-Theorie" und die „Quanten-Theorie". Hier jeweils ein Beispiel:

> Die Ergebnisse der 64-jährigen Forschung haben gezeigt, dass homöopathische Potenzen spezifisch strukturiertes, durch Ethanol konserviertes Wasser sind. Das primäre Ziel der homöopathischen Potenzen ist strukturiertes Wasser im lebenden Körper. Eine Potenz ist in der Lage, die Wasserstruktur im lebenden Körper in eine andere Form umzuwandeln. Die umgewandelte Wasserstruktur interagiert mit den im Wasser suspendierten Proteinen im lebenden Körper. Die Wasserstrukturen in den verschiedenen Organen eines Lebewesens sind unterschiedlich. Die Wasserstrukturen im gesamten Körper eines Organismus sind durch ein wasserstoffgebundenes Netzwerk miteinander verbunden. Jede Veränderung an einer Stelle durch die Anwendung homöopathischer Potenzen führt zu einer Umstrukturierung des gesamten wasserstoffgebundenen Wassernetzes im gesamten Körper. Auf diese Weise breitet sich die Wirkung einer Potenz im ganzen Körper aus, einschließlich des betroffenen Organs, ohne Bewegung der Moleküle der potenzierten Arznei. Eine gut gewählte homöopathische Potenz stellt die Gesundheit wieder her, indem sie die Wasserstrukturen in dem betroffenen Organ oder Körperteil positiv verändert.[29]

> Die kontroverse Debatte zwischen Homöopathie und Schulmedizin ist darauf zurückzuführen, dass die Homöopathie auf einer heuristischen Philosophie beruht, die nicht durch zeitgenössische wissenschaftliche Erkenntnisse gerechtfertigt ist. In diesem Zusammenhang sind jedoch zwei Säulen der Methode, nämlich die serielle Verdünnung und das Potenzieren, in der schulmedizinischen Pharmakologie nur unzureichend bekannt. Die experimentellen Daten, die in den letzten 10 Jahren mittels elektronischer Mikroskopie, Elektronenbeugung und DNA-Array-Untersuchungen gesammelt wurden, stimmen mit dem Vorhandensein von Nanopartikeln (Nanoassoziaten) in homöopathischen Arzneimitteln überein und scheinen ein kohärentes Bild des Wesens der Homöopathie zu liefern, das alle früheren spekulativen Interpretationen überflüssig

29 Mechanism-of-Action-of-Homeopathic-Potencies-on-Living-Organisms-and-Proteins.pdf, https://www.researchgate.net/profile/Nirmal-Sukul/publication/390708165_Mechanism_of_Action_of_Homeopathic_Potencies_on_Living_Organisms_and_Proteins/links/67fa1079df0e3f544f40ead4/Mechanism-of-Action-of-Homeopathic-Potencies-on-Living-Organisms-and-Proteins.pdf.

macht. Es wird vorgeschlagen, diese neuen Erkenntnisse zu akzeptieren, um im Prinzip die Barriere zwischen konventionellen und homöopathischen therapeutischen Methoden zu beseitigen und neue, wichtige Perspektiven für die zukünftige Gesundheitsversorgung zu bieten.[30]

Alle lebenden und nicht lebenden Dinge bestehen aus dynamischen mikroskopischen Quantenteilchen (Elektronen, Protonen, Ionen usw.), die den grundlegenden Eigenschaften der Quantenmechanik folgen, wie Quantenverschränkung, Überlagerung von Quantenzuständen und kohärente Wechselwirkung zwischen diesen Teilchen. Die ständige Veränderung der thermodynamischen Entropien der dynamischen lebenden Zellen führt zu einem Informationswechsel für die zelluläre Kommunikation und um die Zellen am Leben zu erhalten. Es wird davon ausgegangen, dass die mit den Medikamentenmolekülen assoziierten Quantenpartikel quantenmechanisch verschränkt sind. Ähnliche Teilchen, die mit den dynamischen lebenden Zellen verbunden sind, sind ebenfalls quantenmechanisch verschränkt. Die verschränkten Zustände der mit den Medikamentenmolekülen assoziierten Teilchen (ASMM) stehen in kohärenter Wechselwirkung mit den entsprechenden verschränkten Zuständen der mit den Krankheitszellen assoziierten Quantenpartikel (AESDC). Quantenswapping' – eine quantenmechanische Technik, bei der die verschränkten Systeme (Zustände) interagieren und ein neues verschränktes System (Zustand) erzeugen. Die besagte Wechselwirkung von ASMM und AESDC bewirkt Dekohärenz oder das Aufbrechen einer relativ geringen Anzahl von AESDC-Zuständen. Diese Dekohärenz bedeutet, dass sich die Entropie der kranken Zellen nicht verändert. Dies bedeutet den Tod der kranken Zelle, was zur Heilung der Krankheit führt. Schlussfolgerung: Die quantenverschränkten Zustände des medizinischen Moleküls selbst tragen die heilenden Signaturen der medizinischen Moleküle und heilen die Krankheit.[31]

Derartige pseudowissenschaftliche Erklärungen mögen Homöopathie-Anhänger beeindrucken, ich habe jedoch mehrere Probleme mit diesen Annahmen:

---

30 Dei, A.: Experimental Evidence Supports New Perspectives in Homeopathy. Homeopathy. 2020 Nov;109(4):256-260. doi: 10.1055/s-0040-1701445. Epub 2020 Mar 2. PMID: 32120426.

31 Application of quantum entanglement to explain the healing mechanism by highly diluted homoeopathic medicines, https://www.ijrh.org/cgi/viewcontent.cgi?article=1963&context=journal.

- Die genannten Theorien sind nur von wenigen Forschern beobachtet worden. Ich würde gerne unabhängige Bestätigungen ihrer Ergebnisse sehen, weil ich nicht überzeugt bin, dass dieser Befund nicht ein Artefakt ohne wirkliche Bedeutung ist.
- Selbst wenn wir die eine Theorie für einen Moment akzeptieren, gibt es zahlreiche weitere Probleme.
- Was ist z. B. mit den vielen homöopathischen Mitteln, die nicht materieller Natur sind,[32] z. B. Röntgenstrahlen, Luna, Ultraschall, Vakuum, usw.? Sollen wir vielleicht davon ausgehen, dass es auch Nanopartikel von Nicht-Materialien gibt?
- Falls eine der o. g. Theorien tatsächlich richtig sein sollte, müssten die anderen unrichtig sein. Wer sagt uns, welche zutrifft und welche nicht?

Falls bei der Herstellung homöopathischer Mittel wirklich eines der o. g. Phänomene eine Rolle spielen sollten, so würde das so gut wie nichts beweisen. Es würde lediglich zeigen, dass sich geschütteltes (potenziertes) von nicht-geschütteltem Wasser unterscheidet. Das Wasser in meiner Küchenspüle unterscheidet sich auch von reinem Wasser; das bedeutet aber noch lange nicht, dass es Heilkräfte besitzt.

Wir sehen also, dass Wirkmechanismus und Wirksamkeit zwei grundlegend unterschiedliche Themen sind, und dass das Studium des Wirkmechanismus nur Sinn macht, nachdem ausreichende Belege für die Wirksamkeit eines Heilmittels vorliegen.

---

32 Heedless Homeopathy. Part 1: Radiant Remedies, https://edzardernst.com/2020/08/heedless-homeopathics-part-1-radiant-remedies/.

2.7 Warum ist der Spruch so schwer zu widerlegen?

In diesem Kapitel wird versucht, zu erklären, warum der Satz „Wer heilt, hat recht" - obschon unsinnig - intuitiv einleuchtet und nur schwer zu entkräften ist.

Wie viele andere Plattitüden auch, so ist der Satz „Wer heilt, hat recht" nur schwer zu widerlegen. Der Spruch leuchtet spontan ein. Wenn ein Behandler heilt, so legt er damit den Beweis für sein Vorgehen auf den Tisch. Daran ist kaum zu rütteln, und die Gründe hierfür sind komplex.

Unwissen

Charles Darwin hat einmal gesagt, dass Unwissen viel häufiger feste Überzeugung erzeugt, als Wissen. Das trifft auf den Bereich der Alternativmedizin in hohem Maße zu. Der Spruch „Wer heilt, hat recht" bestätigt diese Annahme, indem er jegliches weitere Hinterfragen unterbindet. „Wer heilt, hat recht" ist ein Dogma und ein Totschlagargument, das kein Wissen erfordert und weiteres Nachdenken verhindert.

Wir alle lieben einfache Erklärungen

Die allermeisten Konsumenten sind keine analytisch denkenden Wissenschaftler; sie mögen es gerne einfach und klar. Der Satz „Wer heilt, hat recht" bietet diese intuitive und einfache Klarheit. Der Nobelpreisträger Daniel Kahneman hat gezeigt, dass wir Entscheidungen auf zwei Arten treffen: durch schnelles, intuitives sowie durch langsames, rationales Denken.[33] Konfrontiert mit einer einfachen (aber falschen) Lösung für ein komplexes Problem, neigen wir zu schnellen, intuitiven (und oft falschen) Schlüssen.

33 Kahneman, Daniel: Thinking, Fast and Slow, Ort Jahr. Kahneman, Daniel: Schnelles Denken, langsames Denken. Penguin 2016.

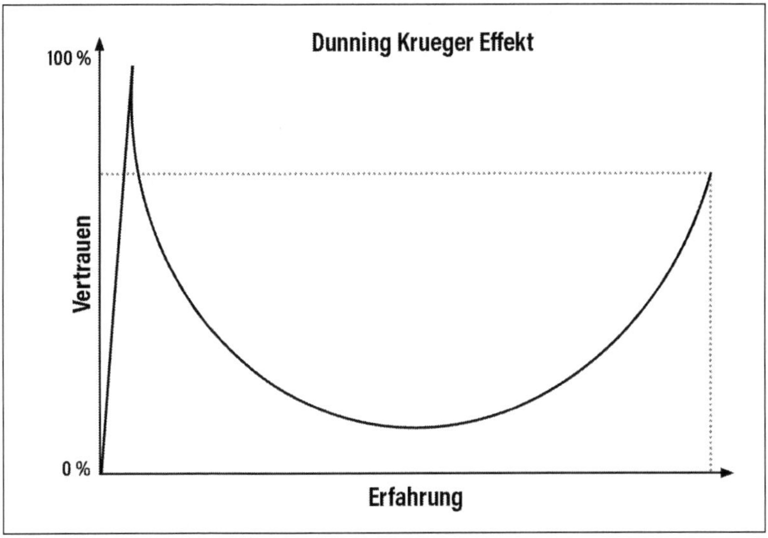

Abb 6: Schematische Darstellung des Dunning Krueger Effekts
Die rote Kurve zeigt hohes Selbstvertrauen bei jemanden, der wenig Erfahrung und Wissen besitzt. Sobald Erfahrung und Wissen zunehmen, sinkt das Selbstvertrauen. Man erkennt, dass man im Grunde nur sehr wenig weiß. Erst nachdem sich jemand erhebliches Wissen angeeignet hat, nimmt das Selbstvertrauen langsam wieder zu.

Dunning-Kruger Effekt

Der Dunning-Kruger Effekt besagt im Prinzip Folgendes: Je weniger man weiß, umso weniger ist man in der Lage, seine eigene Unkenntnis zu erkennen.[34] Die Folge ist, dass unser Selbstvertrauen aufgeblasen ist, und wir glauben, dass wir kompetenter sind als unsere Mitmenschen. Anders ausgedrückt: Unwissen verhindert das Erkennen von Inkompetenz. Jemand, der die naive Meinung vertritt, dass derjenige recht hat, der heilt, ist nur schwerlich in der Lage zu erkennen, dass ihn seine Unwissenheit in die Irre leitet.

34 Carretero, Alberto: Warum Inkompetente denken, dass sie erstaunlich sind: Dunning-Kruger-Effekt und Schritt-für-Schritt-Kampftechnik. eBook: Amazon 2023.

Wissenschaftsfeindlichkeit

Seit vielen Jahren zeichnet sich eine zunehmende Wissenschaftsfeindlichkeit in der Bevölkerung ab. Im Vergleich zu früher sind wir im Durchschnitt zwar gebildeter, haben leichteren Zugang zu mehr Informationen und sind weniger religiös, doch gleichzeitig nehmen wissenschaftsfeindliche und wissenschaftsskeptische Einstellungen zu.[35] Wir vergessen nur allzu gerne, wie viel Gutes uns durch die Arbeit von Wissenschaftlern entstanden ist, und denken in diesem Zusammenhang allzu rasch an Katastrophen wie Tschernobyl oder Contergan. Und viele von uns sind auf die möglichen Nebenwirkungen von Maßnahmen wie Impfungen fokussiert und übersehen ihren enormen Nutzen.

Anti-Establishment

„Wer heilt, hat recht" ist nicht zuletzt auch ein Angriff auf die „Schulmedizin", ein Schimpfwort für die konventionelle Heilkunde, das Hahnemann, der Erfinder der Homöopathie, geprägt hat. Zu seiner Zeit gab es allen Grund, die Medizin zu beschimpfen; die Therapien waren meist gefährlicher als die Krankheiten, die sie heilen sollten. Heute ist das glücklicherweise nicht mehr der Fall, was nicht bedeutet, dass sich in alternativen Kreisen diese Einstellung nicht auch weiterhin findet.

Konspiratorisches Denken

Der Spruch entspringt einem in der Alternativmedizin weit verbreiteten konspiratorischen Denken. Eine Studie aus den USA ergab,[36] dass der Glaube an Verschwörungstheorien im Gesundheitswesen weit verbreitet ist. Die Forscher präsentierten Versuchspersonen sechs verschiedene

---

35 Grossman, E.: Anti-science and science-skeptical attitudes over time: The case of France in historical perspective. Public Underst Sci. 2025 Mar 25:9636625251320331. doi: 10.1177/09636625251320331. Epub ahead of print. PMID: 40130764.

36 Oliver, JE / Wood, T.: Medical conspiracy theories and health behaviors in the United States. JAMA Intern Med. 2014 May;174(5):817-8. doi: 10.1001/jamainternmed.2014.190. PMID: 24638266.

Verschwörungstheorien, und diejenige, die am meisten geglaubt wurde, war die folgende:

> Die Zulassungsbehörde verhindert absichtlich, dass die Öffentlichkeit natürliche Heilmittel gegen Krebs und andere Krankheiten erhält, weil sie von den Pharmakonzernen unter Druck gesetzt wird.

Insgesamt 37 % stimmten dieser Aussage zu, 31 % hatten keine Meinung dazu, und nur 32 % stimmten nicht zu. Darüber hinaus korrelierte der Glaube an diese spezielle Verschwörung positiv mit der Nutzung der Alternativmedizin.

Misstrauen

Der Spruch „Wer heilt, hat recht", ist angetan, das Vertrauen in die konventionelle Medizin zu schwächen. Misstrauen ist die Kernkomponente, die verschwörungstheoretischen Vorstellungen zugrunde liegt und die sich als Ablehnung von Informationen, die von Autoritäten kommen, manifestiert. Sobald Autorität durch Misstrauen negiert oder unterminiert wird, sind Konsumenten anfällig dafür, in die Irre geleitet zu werden.

Fehlinformation

Bei weitem der wichtigste Grund für die Schwierigkeit, den Spruch „Wer heilt, hat recht" zu widerlegen, ist das Übermaß an Fehlinformation im Bereich Alternativmedizin. Konsumenten sind täglich einer Unmenge von Information über alternative Verfahren ausgesetzt, die ganz einfach unrichtig sind und das Ziel haben, sie von der Wirksamkeit dubioser Therapien zu überzeugen.

In einer Untersuchung der Medien in Europa, Nordamerika, Neuseeland und Australien wurde eine Unzahl von Fehlinformation durch Chiropraktiker aufgedeckt. Häufig gab es Behauptungen, dass chiropraktische Behandlungen die Immunität verbessern. Dies steht jedoch im Widerspruch zu der wissenschaftlichen Datenlage. Die Studien, auf die sich solche Behauptungen beziehen, sind dubios oder haben keine klinische Relevanz. Folglich sind derartige Behauptungen über die klinische Wirksamkeit bestenfalls fadenscheinig und schlimmstenfalls irreführend.[37]

In einer umfangreichen Umfrage wurden die Befürwortung von Fehlinformationen über die COVID-19-Pandemie, mangelndes Vertrauen in Ärzte oder Wissenschaftler, Verschwörungsdenken und die Art der Informationsquellen mit der Inanspruchnahme einer nicht evidenzbasierten Behandlung für COVID-19 assoziiert. Die Ergebnisse zeigen, dass Fehlinformationen die Anwendung unwirksamer und potenziell gefährlicher Behandlungen und die Vermeidung effektiver Verhaltensweisen fördern.[38]

Das Ziel einer anderen Studie war es, den psychologischen Mechanismus zu klären, durch den Individuen gesundheitliche Fehlinformationen aus sozialen Medien akzeptieren, und wie sich gesundheitliche Fehleinschätzungen auf das nachfolgende ungesunde Verhalten auswirken. Eine Online-Umfrage wurde mit 307 Erwachsenen durchgeführt, die Informationen über die Verwendung von Entwurmungsmitteln in sozialen Medien erhalten hatten. Der positive Zusammenhang zwischen der Unsicherheit der Befragten in Bezug auf ihre Gesundheit und dem Irrglauben über die Verwendung von Entwurmungsmitteln wurde durch die bereits vorhandene Einstellung gegenüber der Alternativmedizin im Vergleich zu Standardbehandlungen moderiert. Das deutet darauf hin, dass Personen, die unsicher, aber eher positiv gegenüber der Alternativmedizin eingestellt sind, eher dazu neigen, einem Irrglauben zu folgen.[39]

---

37 Axén I, Bergström C, Bronson M, Côté P, Nim CG, Goncalves G, Hébert JJ, Hertel JA, Innes S, Larsen OK, Meyer AL, O'Neill S, Perle SM, Weber KA 2nd, Young KJ, Leboeuf-Yde C. Misinformation, chiropractic, and the COVID-19 pandemic. Chiropr Man Therap. 2020 Nov 18;28(1):65. doi: 10.1186/s12998-020-00353-2. PMID: 33208144; PMCID: PMC7672412.

38 Perlis, RH / Lunz Trujillo, K. / Green, J. / Safarpour, A. / Druckman, JN / Santillana, M. / Ognyanova, K. / Lazer, D.: Misinformation, Trust, and Use of Ivermectin and Hydroxychloroquine for COVID-19. JAMA Health Forum. 2023 Sep 1;4(9):e233257. doi: 10.1001/jamahealthforum.2023.3257. Erratum in: JAMA Health Forum. 2023 Oct 6;4(10):e234083. doi: 10.1001/jamahealthforum.2023.4083. PMID: 37773507; PMCID: PMC10542734.

39 Who is more vulnerable to health misperception?: The role of uncertainty, prior belief consistency, and health literacy in the context of dewormer use, https://journal.kci.go.kr/hcr/archive/articleView?artiId=ART002984717.

Eine weitere Untersuchung stellt dar, dass Personen, die an Verschwörungstheorien glauben, den COVID-19-Impfstoff ablehnen oder Alternativmedizin bevorzugen, auch eher dazu geneigt sind, mythischen Vorstellungen anzuhängen. Diese Ergebnisse deuten auf einen direkten Zusammenhang zwischen Fehlinformation und für die Gesundheit schädlichen Entscheidungen hin.[40]

In der Tat sind die Phänomene Falschinformation und Irrglauben zentrale Aspekte dieses Buches. Die folgenden Kapitel werden daher wiederholt auf diese Themen zurückkommen.

40 Cite Paytubi S, Benavente Y, Montoliu A, Binefa G, Brotons M, Ibáñez R, Ochoa C, Peremiquel-Trillas P, Serrano B, Travier N, Alemany L, Costas L. Everything causes cancer? Beliefs and attitudes towards cancer prevention among anti-vaxxers, flat earthers, and reptilian conspiracists: online cross sectional survey. BMJ. 2022 Dec 21;379:e072561. doi: 10.1136/bmj-2022-072561. PMID: 36543351; PMCID: PMC9768817.

2.8 Ein rein deutsches Phänomen?

„Wer heilt, hat recht“ ist ein Satz, der sich in anderen Sprachen nicht in ebenso knappen Worten ausdrücken lässt. Dennoch werden die ihm zugrunde liegenden Argumente natürlich auch von Vertretern der Alternativmedizin außerhalb des deutschen Sprachraums ins Feld geführt.

Der Satz „Wer heilt, hat recht“ lässt sich nur schwer in andere Sprachen übersetzen. Wenn man ihn direkt z. B. ins Englische übersetzt, lautet er etwa so: „Who heals is right“. Das ergibt keinen Sinn. Wollte man ihn sinngemäß übersetzen, so müsste er etwa folgendermaßen lauten: „No matter who treats a disease, and by which means, as long as he/she achieves a cure, he/she must be correct.“ Das würde den Satz inhaltlich in etwa wiedergeben, aber die Prägnanz des Originals wäre damit verloren gegangen.

„Wer heilt, hat recht“ ist also ein typisch deutscher Spruch. Das bedeutet jedoch nicht, dass die Argumente, die in ihm verborgen liegen, nicht auch andernorts geäußert werden. Im Gegenteil, sie werden von Alternativmedizinern der ganzen Welt vertreten. Hier ein von mir übersetztes Beispiel aus England:

> „Wen kümmert es, wie es funktioniert, solange es funktioniert?“ Dieses Zitat eines prominenten britischen Onkologen erfasst die mittlerweile sehr liberale Haltung vieler Ärzte gegenüber der Alternativmedizin. Auf den ersten Blick ist es entwaffnend offensichtlich, tolerant und pragmatisch – Ärzte sollten das Wohl ihrer Patienten an die erste Stelle setzten und alle anderen Belange zurückstellen.[41]

Ein weiteres Beispiel (ebenfalls von mit übersetzt) stammt aus der Feder von Dr. Michael Dixon, einem Befürworter der Alternativmedizin, der heute Leiter des Königlichen Medizinischen Haushalts von König Charles ist. In einem Interview mit *The Times of India* meinte er zum

41 Ernst E. Complementary treatment: who cares how it works, as long as it does? Lancet Oncol. 2005 Mar;6(3):131-2. doi: 10.1016/S1470-2045(05)01748-1. PMID: 15737827.

Thema Alternativmedizin: „Mir ist es egal, wie die Leute es nennen, solange es Patienten hilft."[42]

In Frankreich schien die Devise „Wer heilt, hat recht" für kurze Zeit sogar die offizielle Position der Regierung zu sein. Agnès Buzyn, die damalige Gesundheitsministerin, sagte 2018 anlässlich der Debatte um die Kostenübernahme von Homöopathika Folgendes:

> Wenn eine Therapie nützlich ist, ohne schädlich zu sein, sollte sie auch weiterhin erstattet werden ... Die Franzosen hängen sehr an der Homöopathie; sie beruht wahrscheinlich auf einem Placebo-Effekt. Wenn dadurch der Einsatz von giftigen Medikamenten verhindert werden kann, denke ich, dass wir alle gewinnen.[43]

Die Ministerin änderte später ihre Meinung, und heute werden in Frankreich die Kosten für Homöopathika nicht mehr übernommen.

Die Einstellung, die hinter dem Satz „Wer heilt, hat recht" steckt, ist also keineswegs typisch deutsch, obschon der Spruch selbst eng an die deutsche Sprache gebunden ist (ein weiterer Grund, weswegen es unwahrscheinlich erscheint, dass Hippokrates ihr Urheber ist – siehe Kapitel 2.2). Im Gegenteil, sie wird von Verfechtern der Alternativmedizin aller Länder geteilt.

Wie wir in den folgenden Kapitel noch vertiefen werden, bedeutet das jedoch keineswegs, dass die hier zugrunde liegenden Argumente richtig sind. Popularität ist bekanntlich kein Beweis für Richtigkeit.

---

42 Healing the world the alternative way, https://timesofindia.indiatimes.com/city/bengaluru/healing-the-world-the-alternative-way/articleshow/25780194.cms

43 The French Academies of Medicine and Pharmacy have just ousted homeopathy (did they also join the KKK?), https://edzardernst.com/2019/04/the-french-academies-of-medicine-and-pharmacy-have-just-ousted-homeopathy-did-they-also-join-the-kkk/.

3 Und was soll da überhaupt geheilt werden?

„Wer heilt, hat recht", das sagt sich schnell dahin; aber was soll da eigentlich geheilt werden? Dieser Frage gehe ich im folgenden Kapitel nach.

3.1 Krankheiten?

In diesem Abschnitt wird kritisch hinterfragt, ob mit alternativen Methoden tatsächlich Krankheiten geheilt werden können. Die Antwort auf diese Frage fällt negativ aus. Selbst effektive Verfahren lindern bestenfalls die Beschwerden einer Erkrankung; Heilung gelingt ihnen jedoch nicht.

Heilen bedeutet, jemanden von einem Leiden oder einer Krankheit zu befreien. Wenn ein Patient z. B. als geheilt aus dem Krankenhaus entlassen wird, dann gehen wir davon aus, dass seine Erkrankung nicht nur gebessert, sondern beseitigt ist. Heilen ist also der Prozess, die Ursache des Gesundheitsproblems zu entfernen. Wir haben bereits wiederholt betont, dass in dem Satz „Wer heilt, hat recht" der Begriff des Heilens zu eng gefasst ist; weite Bereiche des ärztlichen Handelns werden durch ihn nicht erfasst. Heilen im eigentlichen Sinn ist trotz aller Fortschritte der konventionellen Medizin nur recht selten möglich. Oft ist selbst die beste Therapie nicht in der Lage, die Krankheit vollends zu beseitigen.

- Diabetes vom Typ 1 war bis vor wenigen Jahrzehnten eine stets tödlich verlaufende Erkrankung. Heute ist sie gut behandelbar; heilbar ist sie jedoch nicht.
- Einige Krebsformen sind heilbar, viele jedoch nicht, auch wenn sie behandelbar sind.

- Eine koronare Herzerkrankung ist heute meist gut behandelbar, aber heilbar ist sie meist nicht.
- Autoimmunerkrankungen sind heute mit Medikamenten oft unter Kontrolle zu bringen. Wenn der Patient sie absetzt, kommen die Beschwerden jedoch wieder zurück, da diese Erkrankungen nicht heilbar sind.
- Kurz- oder Weitsichtigkeit kann man leicht mit einer Brille korrigieren; sie zu heilen, ist oft nicht möglich.

Viele Krankheiten sind behandelbar geworden, nur wenige sind wirklich heilbar. Das liegt daran, so sagen die Anhänger der Alternativmedizin, dass wir in der konventionellen Heilkunde nicht die tieferen Ursachen von Erkrankungen angehen – nur die Alternativmedizin kann das, behaupten sie. Diese Annahme wird regelmäßig mit so tiefer Überzeugung geäußert, dass man geneigt ist zu schließen, sie sei völlig ernst gemeint. Impliziert wird hier, dass in der konventionellen Medizin nur Symptome behandelt werden. Solche Thesen werden während der Ausbildung der Alternativmediziner immer wieder gelehrt und stellen eine zentrale Botschaft der meisten „Lehrbücher" in diesem Bereich dar.

Die Vorstellung, dass nur Alternativmediziner die Ursachen behandeln, basiert auf ihrem falschen Verständnis von Krankheitsursachen.

- Wenn z. B. ein traditioneller Akupunkteur davon überzeugt ist, dass alle Krankheiten Ausdruck eines Ungleichgewichts der Lebenskräfte, Yin und Yang, sind, und dass das Nadeln von Akupunkturpunkten diese Kräfte wieder ins Gleichgewicht bringt und damit die Gesundheit wiederherstellt, muss er automatisch davon ausgehen, dass er die Grundursachen eines jeden Leidens behandelt.[44]
- Wenn ein Chiropraktiker glaubt, dass alle Krankheiten auf „Subluxationen" der Wirbelsäule zurückzuführen sind, muss es ihm logisch erscheinen, dass die Adjustierung der Wirbelsäule durch ma-

---

44 The History and Principles of Acupuncture: Understanding Its Roots in Traditional Chinese Medicine – Digital Naturopath, https://digitalnaturopath.com/2025/01/the-history-and-principles-of-acupuncture-understanding-its-roots-in-traditional-chinese-medicine/.

nuelle Manipulation gleichbedeutend ist mit der Behandlung der Grundursache der Beschwerden, unter denen sein Patient leidet.[45]

- Wenn ein Bowen-Therapeut davon überzeugt ist, dass die Bowen-Technik darauf abzielt, die ganze Person ins Gleichgewicht zu bringen, dann muss er ebenso sicher sein, dass praktisch jede Krankheitsursache durch diese Intervention angegangen werden kann.[46]

Nehmen wir einmal an, dass alle diese Behandler mit ihrer Überzeugung richtig liegen, und dass ihre Interventionen tatsächlich kausale Behandlungen darstellen, d. h. Therapien, die sich gegen die Ursache einer Krankheit richten. Eine erfolgreiche Behandlung einer Ursache kann dann nur bedeuten, dass die betreffende Therapie das vorliegende Problem vollständig und endgültig löst. Wenn wir die Ursache einer Krankheit beseitigen, würden wir also erwarten, dass die Krankheit für immer verschwindet.

Dies wirft die entscheidende Frage auf: *Gibt es überhaupt Krankheiten, die durch eine alternative Therapie reproduzierbar geheilt werden?*

Während es einige wenige Erkrankungen gibt, die mit konventionellen Maßnahmen heilbar sind, so sieht es in der Alternativmedizin da eher schlecht aus. Selbst diejenigen Therapien aus diesem Bereich, die belegbar effektiv sind, sind nicht kausal, sondern symptomatisch wirksam.

- Johanniskraut ist bei milden Depressionen effektiv, bewirkt aber keine Heilung.[47]
- Glucosamin mag gegen die Schmerzen bei Arthrose helfen, beseitigt aber nicht das Problem.[48]

---

45 Ernst, Edzard: Bizarre Medical Ideas: ... and the Strange Men Who Invented Them. Basel 2024.

46 https://courses.aiu.edu/FUNDAMENTALS%20OF%20FAMILY%20THEORY/SESSION%2010/10.pdf.

47 Otero, MC / Ceric, F. / Miranda-Rojas, S. / Carreño, C. / Escares, R. / Escobar, MJ / Saracini, C. / Atala, C. / Ramírez-Barrantes, R. / Gordillo-Fuenzalida, F.: Documentary Analysis of *Hypericum perforatum* (St. John's Wort) and Its Effect on Depressive Disorders. Pharmaceuticals (Basel). 2024 Dec 3;17(12):1625. doi: 10.3390/ph17121625. PMID: 39770466; PMCID: PMC11728764.

48 Sumsuzzman, DM / Khan, ZA / Jung, JH / Hong, Y. / Yang, WJ / Park, K. / Choi, HJ / Jeong, OC / Kim, SJ / Hong, Y.: Comparative Efficacy of Gluco-

- Lymphdrainage kann Ödeme vermindern, bekämpft aber nicht ihre Ursachen.[49]

In den 30 Jahren, die ich dieses Gebiet beforsche, bin ich noch auf keine einzige alternative Behandlungsweise gestoßen, für die es zwingende Beweise dafür gibt, dass sie mehr als nur Symptomlinderung bewirkt.

Es folgt somit, dass Anhänger der Alternativmedizin mit dem Satz „Wer heilt, hat recht“ versuchen, sich selbst und dem Konsumenten etwas vorzumachen, das nicht existiert. Heilung im eigentlichen Sinn ist in der konventionellen Heilkunde selten; in der Alternativmedizin kommt sie so gut wie nie vor. Mit anderen Worten: wer mit Alternativmedizin vorgibt zu heilen, hat somit nicht recht, sondern irrt sich.

---

samine-Based Combination Therapies in Alleviating Knee Osteoarthritis Pain: A Systematic Review and Network Meta-Analysis. J Clin Med. 2024 Dec 6;13(23):7444. doi: 10.3390/jcm13237444. PMID: 39685902; PMCID: PMC11641979.

49 Lin, Y. / Yang, Y. / Zhang, X. / Li, W. / Li, H. / Mu, D.: Manual Lymphatic Drainage for Breast Cancer-related Lymphedema: A Systematic Review and Meta-analysis of Randomized Controlled Trials. Clin Breast Cancer. 2022 Jul;22(5):e664-e673. doi: 10.1016/j.clbc.2022.01.013. Epub 2022 Feb 24. PMID: 35370085.

3.2 Symptome?

Im letzten Abschnitt haben wir gesehen, das Alternativmedizin in aller Regel nicht in der Lage ist, Krankheitsursachen zu beseitigen. Das heißt, das Verb „heilen“ in dem Satz „Wer heilt, hat recht“ ist unangebracht. Besagt der Satz also eher, dass Symptome gelindert werden? Dieser Frage werden wir jetzt nachgehen.

Wie bereits betont, beseitigen selbst die als wirksam einzustufenden alternativen Verfahren keine Krankheiten; im besten Fall reduzieren sie die Beschwerden eines Kranken. Wie so oft, ist die Homöopathie auch hier ein gutes Beispiel. Der britische Hersteller Helios hat fünf zugelassene Homöopathika auf dem Markt, für die Indikationen erlaubt sind; hier sind Auszüge aus dem Originaltext in Übersetzung:

1) Helios Injury 30c – Arnica, Rhus tox und Ruta grav … zur Linderung von Schmerzen und kleineren Traumata …
2) Helios Sleep 30c – Avena sativa, Coffea, Passiflora und Valarian … zur Linderung von vorübergehenden Schlafstörungen …
3) Helios ABC 30c – Aconit, Belladonna und Chamomilla … zur Linderung von leichten fieberhaften Erkrankungen und/oder leichten Ohrenschmerzen bei Kindern bis 12 Jahren und bei Symptomen im Zusammenhang mit dem Zahnen bei Säuglingen oder Kleinkindern …
4) Helios Stress Relief 30c – Aconite, Arg nit und Arsenicum … zur Linderung von Symptomen im Zusammenhang mit leichtem Stress …
5) Helios Heuschnupfen 30c – Allium cepa, Euphrasia und Sabadilla … zur Linderung von Heuschnupfen …

Selbst ein Hersteller von Homöopathika ist sich also darüber im Klaren, dass seine Mittel nichts wirklich heilen, sondern nur die Beschwerden von Krankheiten lindern. Dementsprechend könnte mit dem Spruch „Wer heilt, hat recht“ vielleicht Folgendes gemeint sein: Wer Beschwerden lindert, hat recht.

Aber selbst dieser deutlich reduzierte Anspruch muss kritisch hinterfragt werden. Und selbst wenn man „Heilen“ metaphysischer sieht

Homöopath: Defizit der Lebenskraft
-> Homöopathikum

Akupunkteur: Imbalance von Yin und Yang
-> Akupunktur

Chiropraktiker: Subluxation der Wirbelsäule
-> Manipulation der Wirbelsäule

Naturheilkundler: Belastung mit Schadstoffen
-> Entschlackung

Konventioneller Arzt: Körperliche Untersuchung
-> Blutanalysen -> Diagnose einer Eisenmangelanämie
-> Gabe von Eisenpräparat

Abb. 7: Eine Patientin mit zunehmender Abgeschlagenheit
Die Patientin, die unter Abgeschlagenheit leidet, sucht vier verschiedene alternative Behandler auf, die jeweils aus ihrer Sicht die Abgeschlagenheit behandeln. Dadurch erfährt sie jedes Mal kurzfristige Besserung des Symptoms. Schließlich sucht sie einen konventionellen Arzt auf, der einen Eisenmangel feststellt, Eisen substituiert, und so das Problem dauerhaft löst.

und es wie Egnew als „die persönliche Erfahrung der Transzendenz des Leidens" auffasst,[50] kann das nur im Zusammenhang mit Symptomlinderung verstanden werden.

Nehmen wir einmal an, ein Patient mit Zahnschmerzen geht zu einem Akupunkteur und lässt sich mit Akupunktur behandeln, worauf seine Schmerzen deutlich reduziert sind. Tatsächlich gibt es Anhaltspunkte dafür, dass Akupunktur bei Zahnschmerzen wirksam ist.[51] Hatte der Behandler also recht? Wohl kaum!

50 Egnew, TR: The meaning of healing: transcending suffering. Ann Fam Med. 2005 May-Jun;3(3):255-62. doi: 10.1370/afm.313. PMID: 15928230; PMCID: PMC1466870.

51 Ernst, E. / Pittler, MH: The effectiveness of acupuncture in treating acute dental pain: a systematic review. Br Dent J. 1998 May 9;184(9):443-7. doi: 10.1038/sj.bdj.4809654. PMID: 9617000.

Wenn jemand Zahnschmerzen hat, dann hat das nämlich einen Grund. Die Ursache muss ein Zahnarzt feststellen und möglichst rasch beseitigen. Die Akupunktur reduziert vielleicht kurzfristig die Schmerzen, sie verhindert dann aber auch, dass die Schmerzursache durch einen Zahnarzt saniert wird. Mit anderen Worten, der Akupunkteur hatte wohl eher unrecht.

Vielleicht erscheint Ihnen das Beispiel etwas weit her geholt. Es ist jedoch durchaus realistisch und relevant für zahllose weitere Situationen. Schmerzen sind bei weitem der häufigste Grund, weswegen Patienten Alternativmediziner konsultieren. Selbst wenn es gelingt, vermittels eines alternativmedizinischen Verfahrens, die Schmerzen zu lindern, so ist das nicht zwangsläufig positiv zu sehen. Schmerzen sind ein Warnsignal, für das es fast immer eine Ursache gibt. Eine verantwortungsvolle Therapie muss daher danach trachten, die Ursache zu finden und zu beseitigen. Selbst eine wirkungsvolle Behandlung der Beschwerden ist nicht genug und kann in vielen Situationen negative Konsequenzen haben, z. B.:

- Ein Patient mit einer Kniegelenksarthrose erfährt Schmerzlinderung nach Akupunktur und wendet daher diese Therapie langfristig an. So verschlechtert sich die Arthrose und ist schließlich kaum mehr operabel.
- Ein Patient mit Asthma erfährt Linderung nach Homöopathie und wendet deswegen diese Therapie langfristig an. Er meint daher, auf Inhalatoren verzichten zu können. Eines Tages erleidet er einen schweren Asthma-Anfall, an dem er wegen nicht zur Verfügung stehender Therapie verstirbt.
- Ein Patient mit Rückenproblemen erfährt Schmerzlinderung nach Chirotherapie und wendet daher diese Therapie langfristig an. So vergehen Monate bevor er einen Arzt konsultiert, der Knochenkrebs im fortgeschrittenen Stadium feststellt, an dem der Patient schließlich verstirbt.
- Ein Patient mit Kopfschmerzen erfährt Schmerzlinderung nach osteopathischer Behandlung und wendet daher diese Therapie langfristig an. Monate später stellt ein Arzt einen Gehirntumor fest. Die inzwischen verstrichene Zeit bedeutet eine signifikante Verschlechterung der Prognose.

Und schließlich sollte auch immer bedacht werden, dass Patienten natürlich nicht nur eine vielleicht nur marginal wirksame symptomatische Therapie erhalten sollten, sondern das Anrecht haben auf die jeweils effektivste Behandlung, die uns heute zur Verfügung steht. Selbst in Fällen, in denen eine kausale Therapie nicht möglich ist und wir daher auf eine Linderung der Symptome zurückgreifen müssen, sollte immer die effektivste Behandlungsweise zum Einsatz kommen. In den allermeisten Fällen ist das dann ein konventionelles und kein alternatives Verfahren:

- Akupunktur mag Schmerzen marginal reduzieren, sie ist jedoch nicht effektiver als eine konventionelle Schmerztherapie.
- Knoblauch-Pillen senken den Blutdruck ein wenig, sie sind jedoch nicht wirkungsvoller als moderne Antihypertonika.
- Glucosamin mag die Beschwerden bei Kniegelenksarthrose etwas verringern, es ist jedoch einer konventionellen Behandlung nicht überlegen.

Das Fazit aus diesen Überlegungen ist ernüchternd. Selbst wenn in der Alternativmedizin Symptome gelindert werden, müssen wir uns immer fragen, ob tatsächlich das alternativmedizinische Verfahren oder ein anderes Phänomen, die Linderung der Beschwerden bewirkt haben. Und selbst wenn es tatsächlich die Alternativmedizin war, die eine Linderung erreicht hat, so bedeutet das noch lange nicht, dass dieser Effekt in jedem Fall positiv zu sehen ist. Symptome haben Ursachen, und selbst wenn eine ursächliche Therapie unmöglich ist, so ist häufig eine konventionelle symptomatische Behandlung einer alternativen Therapie überlegen.

3.3 Das Bankkonto der Behandler?

In den zwei vorausgegangenen Abschnitten haben wir gesehen, dass mit der Alternativmedizin so gut wie nie Krankheiten geheilt werden, und dass auch Symptome nur selten optimal gelindert werden. Somit ist es an der Zeit zu fragen, was denn da wirklich begünstigt wird. Der Verdacht liegt nahe, dass es sich nicht zuletzt um das Bankkonto der Behandler handelt.

Die Ausgaben für Alternativmedizin sind in Deutschland ganz erheblich.[52] Der Umsatz von Phytopharmaka belief sich im Jahr 2016 auf über 1,6 Milliarden Euro, und im gleichen Jahr wurden 266 Millionen Euro für homöopathische Arzneimittel ausgegeben.[53] Rund 9 Milliarden Euro wurden 2006 in Deutschland für alternativmedizinische Produkte und Leistungen bezahlt. Das entspricht durchschnittlich etwa 110 Euro pro Person. Etwa 5 Milliarden Euro davon zahlten die Patienten selbst, 4 Milliarden Euro erstatteten die Krankenkassen. Rund 20 % der deutschen Konsumenten haben im Jahr 2015 bis zu 250 Euro für alternative medizinische Behandlungen ausgegeben, und bei 7 % waren es bis zu 500 Euro.[54]

Für Alternativmediziner sind das gute Nachrichten, dies umso mehr, als die Zukunft rosig aussieht. Der weltweite Markt für alternative Behandlungen von derzeit etwa 150 Milliarden US-Dollar soll bis 2032 auf 1500 Milliarden Dollar anwachsen.[55] Auch wenn solche Schätzun-

52 https://de.wikipedia.org/wiki/Alternativmedizin.

53 Markt für Komplementärmedizin – Ausgaben bleiben gering, https://www.heilpraktiker-fakten.de/2018/02/12/markt-fuer-komplementaermedizin-waechst-ausgaben-bleiben-gering/.

54 Alternativmedizin – Ausgaben für alternative medizinische Behandlungen in Deutschland nach Geschlecht 2016, https://de.statista.com/statistik/daten/studie/631701/umfrage/umfrage-zu-den-ausgaben-fuer-alternative-medizinische-behandlungen/.

55 Alternative and Complementary Medicine Market Set for Unprecedented Growth, Aiming for USD 1489.4 Billion by 2033, https://www.pharmiweb.com/press-release/2024-03-07/alternative-and-complementary-medicine-market-set-for-unprecedented-growth-aiming-for-usd-14894-bi.

gen die Wachstumsraten vielleicht etwas übertreiben, so ist doch sicher, dass es der Branche nicht schlecht geht.

Von 1993 bis 2000 stieg die Anzahl der Heilpraktiker als wichtigster, nichtärztlicher alternativmedizinischer Behandler in Deutschland um 90 % (von 11/100.000 auf 21/100.000 Einwohner).[56] Die Zahl der Ärzte mit Qualifikationen im Bereich Alternativmedizin erhöhte sich im gleichen Zeitraum um 125 % (von 19/100.000 auf 43/100.000). Etwa 65 % der deutschen Bevölkerung setzen alternativmedizinische Verfahren mindestens einmal pro Jahr ein.[57]

Die gesetzlichen Krankenversicherungen übernehmen die Kosten für Heilpraktiker Leistungen – meist nur falls eine entsprechende Zusatzversicherung für Heilpraktiker-Behandlungen abgeschlossen wurde. Die Honorare von Heilpraktikern sind oft heftig – hier einige Beispiele für die Größenordnung der Preise[58]:

- Schilddrüsen Sprechstunde 150 Euro.
- Erstanamnese-Termin ganzheitliche Frauenheilkunde: 100 Euro.
- Ersttermin Psychotherapie: 100 Euro.
- Online-Beratungen via Videomeeting: 120 Euro.

Und diese Kosten sind international gesehen nicht einmal exorbitant. Uriel ist Energetiker aus den USA mit 20 Jahren Berufserfahrung. Aufgewachsen in einer Familie, die angeblich seit über 800 Jahren geistiges Heilen praktiziert, begann er, die Emotionen, Gefühle und Krankheiten anderer Menschen zu spüren, ohne mit ihnen direkt in Kontakt zu treten. Heute lebt Uriel von seiner Gabe, Heilenergie zu kanalisieren. Am Telefon oder per E-Mail bietet er eine verblüffende Bandbreite an Dienstleistungen zu stolzen Preisen an:[59]

- Spirituelle Heilung und Segen für Geist, Körper und Seele: 499 US-Dollar.
- Klärung und Entfernung von schwarzer Magie, Flüchen, bösem Blick und Hexerei – 259 US-Dollar.

---

56 Ernst, Edzard: Vorsicht Heilpraktiker. Eine kritische Analyse. Berlin 2023.

57 Alternativmedizin, https://www.psiram.com/de/index.php/Alternativmedizin.

58 Kosten der Heilpraktikerbehandlung, https://naturheilpraxis-sr.de/kosten/.

59 Is this the quackiest quack of them all?, https://edzardernst.com/2019/07/is-this-the-quackiest-quack-of-them-all/.

- Energieheilung – 499 US-Dollar.
- Beratung, Segnungen und besondere Wünsche – 150 US-Dollar.
- Spirituelle Hilfe bei Finanzen – 200 US-Dollar.
- Chakra-Reinigung – 200 US-Dollar.
- Spirituelles Heilen, um sich dem Glück zu öffnen – 200 US-Dollar.

Alternativmedizin ist also ein lukratives Geschäft. Gelegentlich geht die Geschäftemacherei sogar soweit, dass sie den Straftatbestand des Betrugs darstellt.[60] Um ihr Einkommen zu optimieren, haben skrupellose Anbieter eine breite Palette von Optionen:

- **Behandlung von Zuständen, die gar nicht vorhanden sind:** Viele Alternativmediziner reden ihren Patienten ein, dass sie an etwas leiden, dass in Wirklichkeit gar nicht existiert (Kapitel 5.6). Beispiele hierfür sind die Wirbelsäulenluxationen der Chiropraktiker oder das Ungleichgewicht von Yin und Yang der Akupunkteure.
- **Medikalisierung von Bagatellleiden:** Alternativmediziner neigen dazu, jedes Wehwehchen als eine behandlungsbedürftige Erkrankung hinzustellen. Dass tut dann sicher ihrem Bankkonto gut, für die Patienten hat es jedoch nur Nachteile.
- **Nicht indizierte Behandlungen:** Alternativmediziner behandeln oft Leiden, bei denen ihre Therapien unwirksam sind. Sie wenden diese an, bis der natürliche Verlauf der Erkrankung seinen Teil getan hat, und die Beschwerden sich bessern. Sodann behaupten sie, dass ihre Intervention wirksam war.
- **Überhöhte Preise:** Zu viel Geld für Dienstleistungen oder Waren zu verlangen, ist in der Alternativmedizin, wie wir oben gesehen haben, nicht selten. In diesem Bereich ist die Preisgestaltung meist eine reine Ermessensfrage.
- **Irreführung eines Patienten:** Es gibt zahlreiche Möglichkeiten, Patienten in die Irre zu führen. Ein Homöopath z. B., der beteuert, dass die Homöopathie eine belegt wirksame Behandlung sei, führt seine Patienten in die Irre (Kapitel 4.1).
- **Sparsamkeit mit der Wahrheit:** Die Grenze zwischen Lügen und Sparsamkeit mit der Wahrheit ist oft fließend. Ein Chiropraktiker,

60 Heilpraktiker in Deutschland: So gefährlich sind sie, https://www.stern.de/gesundheit/heilpraktiker-in-deutschland--so-gefaehrlich-sind-sie---der-grosse-stern-report-7434370.html.

der nicht erklärt, dass akute Rückenschmerzen in den allermeisten Fällen innerhalb weniger Tage von alleine verschwinden, geht mit der Wahrheit sparsam um. Genauso sparsam wie ein Homöopath, der nicht im Voraus erklärt, dass das Mittel, das er verschreibt, kein einziges aktives Molekül enthält.

- **Lange Therapieserien:** Ein Chiropraktiker oder Homöopath, der einen Patienten monatelang behandelt, ohne dass sich der Zustand des Patienten verbessert, ist eigentlich verpflichtet, die Therapie abzubrechen. Dem Patienten sollte bereits bei der ersten Konsultation ein Behandlungsplan unterbreitet werden, der darüber aufklärt, wann es sinnvoll wäre, die Behandlung zu beenden. Leider steht einem solchen Verhalten jedoch ein offensichtlicher Interessenskonflikt im Weg.

Dass Alternativmedizin nicht zuletzt auch Konsumismus ist, kann kaum bestritten werden. Ich habe dies einmal versucht, auf etwas ironische Weise darzustellen, indem ich die Verkaufszahlen von BMW-Autos mit den Umsätzen in der Alternativmedizin verglichen habe. Es ergab sich da eine nahezu perfekte Korrelation: Je mehr BMWs verkauft wurden, desto mehr Alternativmedizin wurde eingesetzt.[61] Die Komik hält sich allerdings in Grenzen, wenn man die menschlichen Schicksale bedenkt, die der Habgier alternativer Anbieter zum Opfer fallen.

Konfrontiert mit einer Lungenkrebs-Diagnose, begann die englische Schauspielerin Leah Bracknell 2016 öffentlich um Spenden für alternative Heilmethoden zu bitten. So kamen rasch über 50.000 Pfund zusammen und Leah reiste nach Deutschland, wo sie in einer alternativen Krebsklinik mit Homöopathie, Mikronährstoffen, natürlichen Nahrungsergänzungsmittel, Ganzkörperhyperthermie und Ozontherapie behandelt wurde. Dort ließ Leah Blackwell nicht nur viel Geld, sondern auch ihr Leben. Im Oktober 2019 wurde berichtet, dass die Schauspielerin an Lungenkrebs verstorben war.[62]

---

61 Ernst, E.: Alternative views on alternative medicine. Ann Intern Med. 1999 Aug 3;131(3):230. doi: 10.7326/0003-4819-131-3-199908030-00021. PMID: 10428749.

62 Leah Bracknell (1964-2019): another victim of cancer quackery?, https://edzardernst.com/2019/10/leah-blacknell-1964-2019-another-victim-of-cancer-quackery/.

4 Beispiele beliebter alternativmedizinischer Verfahren

In der Alternativmedizin gibt es Hunderte sehr unterschiedlicher Behandlungsweisen. Es würde den Rahmen dieses Buches sprengen, hier alle anzuführen. Ich werde mich in diesem Kapitel daher auf die wichtigsten Therapieformen beschränken. Bezüglich weiterer diagnostischer und therapeutischer Verfahren wird auf ein anderes Werk[63] verwiesen.

4.1 Homöopathie

In diesem Abschnitt wird die Homöopathie und die diesbezügliche wissenschaftliche Evidenz dargestellt. Da die Homöopathie in diesem Buch häufiger als jedes andere alternativmedizinische Verfahren genannt wird, soll sie hier auch etwas ausführlicher als andere Behandlungsweisen behandelt werden. Es zeigt sich, dass die Homöopathie weder plausibel noch wirksam noch unbedenklich ist.

Geschichtlicher Abriss

Der deutsche Arzt Samuel Hahnemann hat die Homöopathie vor etwa 200 Jahren erfunden. Sie war rasch ein durchschlagender Erfolg, denn Hahnemanns Mittel waren besser (genauer gesagt nicht so gefährlich) als die „heroische“ Medizin seiner Zeit. Als dann vor etwa 100 Jahren die Medizin allmählich immer mehr wirksame Therapien anbieten konnte, begann die Popularität der Homöopathie zu schwinden. Die

63 Ernst, Edzard: Alternative Medicine: A Critical Assessment of 202 Modalities. 2.A. Springer 2022.

New-Age-Bewegung und der derzeitige Boom der Alternativmedizin verschafften der Homöopathie in den letzten Jahrzehnten wieder deutlichen Aufwind.

In den 1990er Jahren entwickelte sich die evidenzbasierte Medizin (EBM) zu einem zentralen Konzept der Heilkunde. In Deutschland hatte es die EBM jedoch relativ schwer, sich zu etablieren, was einer der Gründe dafür sein mag, weswegen die Homöopathie weiterhin florierte, obwohl sich immer deutlicher abzeichnete, dass Homöopathika reine Placebos sind. Während z. B. in Großbritannien eine immer lebhaftere Debatte über die Nutzlosigkeit der Homöopathie geführt wurde, blieb Deutschland lange Jahre das gelobte Land der Homöopathie. Die Verkaufszahlen von Homöopathika stiegen stetig weiter an und erreichten ein Niveau von etwa einer halben Milliarde Euro pro Jahr. Das goldene Zeitalter der deutschen Homöopathie schien angebrochen:

- Die Medien, oft gesponsert von homöopathischen Interessenverbänden, propagierten die Homöopathie weitgehend unwidersprochen.
- Die in Deutschland einflussreiche Carstens-Stiftung setzte sich unermüdlich für Homöopathie ein.
- Die Homöopathie etablierte sich an vielen medizinischen Hochschulen.
- Sie war in allen Apotheken erhältlich und wurde dort intensiv beworben.
- Deutsche Konsumenten waren überzeugt, dass Homöopathie wirksam sei.
- Die Heilpraktiker nahmen die Homöopathie voll an.
- Große Teile der Ärzteschaft zogen nach.
- Die Volkshochschulen boten Homöopathie-Kurse und -Vorlesungen an.
- Die Politik schlug sich mehrheitlich auf die Seite der Homöopathie.
- Die Krankenkassen zahlten bereitwillig für die Homöopathie.
- Die wenigen Kritiker fanden kaum Gehör.

Erst in den letzten 10 Jahren haben mehrere Personen in Deutschland aus unterschiedlichen Blickwinkeln die Datenlage geprüft und festgestellt, dass Homöopathie weit davon entfernt ist, evidenzbasiert zu sein. Die Zeit schien reif, die Evidenz war eindeutig, und schließlich wurde auch die Kritik von einem breiteren Publikum ernst genommen. Heute setzt sich die Auffassung auch in Deutschland immer mehr durch: Homöopathie ist eine Placebo-Behandlung. Die Nachfrage nach homöopathischen Arzneimitteln ist dementsprechend rückläufig: Während 2023 in Deutschland noch gut 45 Millionen Packungen verkauft wurden, sank die Zahl 2024 auf rund 43 Millionen. Noch stärker sank die Zahl der auf Rezept abgegebenen Homöopathika: von knapp einer Million auf rund 830.000.[64]

Was ist Homöopathie?

Die Homöopathie beruht auf zwei Grundsätzen:

- Ähnliches soll mit Ähnlichem geheilt werden.
- Das Verdünnen und Verschütteln (Homöopathen nennen diesen Prozess „Potenzieren") eines Arzneimittels macht es nicht schwächer, sondern potenter.

Die Ähnlichkeitsregel klingt kompliziert, ist aber denkbar simpel. Wenn ein Mittel bei einem Gesunden bestimmte Symptome auslöst, dann kann es zur Behandlung dieser Beschwerden herangezogen werden, wenn sie bei einem Kranken auftreten. Ein Beispiel macht dies deutlicher: Kaffee macht uns schlaflos, also ist er ein Homöopathikum gegen Schlaflosigkeit.

Aber Homöopathen geben ihren Patienten keinen Kaffee; sie stellen ein Homöopathikum aus Kaffee her. Und das machen sie, indem sie den Kaffee endlos verdünnen, d. h. sie verdünnen vielmals und jedes Mal verschütteln sie das Mittel. Dass sie diesen Prozess „Potenzieren" nennen, deutet bereits an, dass er die Heilkraft des Mittels verstärken soll. Hier liegt die Annahme zugrunde, dass das Potenzieren eine Information oder Heilkraft auf das Lösungsmittel überträgt. Die beliebteste „Potenz" der Homöopathen ist eine „C30". Das bedeutet, dass ein solches Homöopathikum 30 Mal 1:100 verdünnt wurde, und das entspricht einer Verdünnung von 1:1000000000000000000000000000000000000000000000000000000000000. Mit anderen Worten, in einem solchen

64 Weniger Globuli verkauft: Die Homöopathie ist weiter auf dem Rückzug, https://www.faz.net/aktuell/gesellschaft/gesundheit/weniger-globuli-verkauft-die-homoeopathie-ist-weiter-auf-dem-rueckzug-110270988.html.

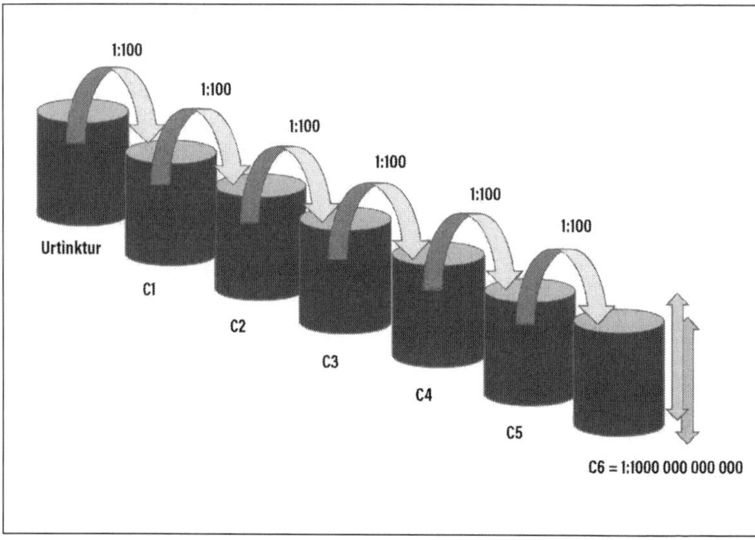

Abb. 8: Schematische Darstellung der Herstellung eines Homöopathikums
Die Urtinktur (z. B. ein Pflanzenextrakt) wird schrittweise mehr und mehr verdünnt. Nach jeder einzelnen Verdünnung wird die Lösung verschüttelt (symbolisiert durch die Pfeile). Homöopathen nennen diesen Prozess „Potenzieren" und meinen, dass er das Mittel nicht schwächer, sondern potenter macht.

Homöopathikum ist kein einziges Molekül der Ausgangssubstanz mehr enthalten.

Kein Wunder also, dass rationale Denker die Homöopathie als eine Scheinbehandlung ansehen und betonen, dass die Annahmen, die der Homöopathie zugrunde liegen, nicht vereinbar sind mit den heute bekannten Naturgesetzen. Homöopathen kontern, dass die Wissenschaft nur noch nicht soweit ist, die Mechanismen, auf denen die Homöopathie beruht, zu verstehen[65] (Kapitel 2.6). Wissenschaftler erwidern sodann, dass die Wissenschaft sehr wohl weit genug ist, zu verstehen, dass die Erfolgsberichte der Homöopathen darauf basieren, dass viele Patienten auf Placebos ansprechen.

65 Scientific evidence on homeopathy IKIM 20240618, https://homeopathyeurope.org/downloads/Paper%20C1%20-%20Scientific%20evidence%20on%20homeopathy%20IKIM.pdf.

Was besagt die Evidenz?

Diesen Streit könnte man wohl endlos fortsetzen, aber was letztlich zählt, ist die Datenlage aus klinischen Studien (Kapitel 2).

Inzwischen gibt es rund 600 derartige Untersuchungen zur Homöopathie. Dass da auch einige positiv ausfallen, ist nicht verwunderlich. Erstens werden nach wie vor regelmäßig methodisch unzuverlässige Untersuchungen publiziert, die dann auch prompt falsch-positive Ergebnisse liefern[66] (selbst Verfechter der Homöopathie gestehen heute ein, dass es mit Forschungsexpertise in ihrem Bereich im Argen liegt[67]). Zweitens ist rein statistisch zu erwarten, dass auch belastbare Studien gelegentlich positiv ausfallen.

Die Gesamtheit aller Studien wurde unter den unterschiedlichsten Gesichtspunkten in bislang etwa 60 systematischen Reviews (Kapitel 2) zusammengefasst. Auch hier ergeben sich einige positive Resultate, und auch das ist nicht verwunderlich, muss doch bedacht werden, dass diese oft von eingefleischten Homöopathen mit fehlerhafter Methodik erstellt wurden.[68] Schaut man sich jedoch die Reviews von unabhängigen Wissenschaftlern an, dann ergibt sich ein überwältigend negatives Bild: Homöopathika sind reine Placebos.

Hier meine Übersetzungen der Schlussfolgerungen aus drei rezenten systematischen Reviews zum Thema:

---

66 Banik, N: / De Jaegere, S. / Niederle, S. / Reineke, T.: Homeopathic and Conventional Treatments for Acute Upper Respiratory Tract Infections: Real-World Cohort Study on Recurrence and Antibiotic Prescriptions. Complement Med Res. 2025;32(1):13-25. doi: 10.1159/000543183. Epub 2025 Jan 8. PMID: 39778535; PMCID: PMC11892463.

67 Z. B. Herman, PM / Crawford, CC / Maglione, MA / Newberry, SJ / Amieux, PS / Blyden-Taylor, K. / Khorsan, R. / Prenguber, M. / Rice, E. / Shollar, A. / Tyson, T. / Vassighi, N. / Coulter, ID: The current state of the quality of homeopathic clinical research. Complement Ther Med. 2025 Mar;88:103108. doi: 10.1016/j.ctim.2024.103108. Epub 2024 Nov 16. PMID: 39551363.

68 Z. B. Maftei, NM / Nechifor, A. / Tan, B. / Elisei, AM / Pelin, AM / Nechita, L. / Tatu, AL / Leow, LJ / Nwabudike, LC: Therapeutic Applications for Homeopathy in Clinical Practice. Adv Ther. 2025 Jan;42(1):36-51. doi: 10.1007/s12325-024-03022-5. Epub 2024 Nov 8. PMID: 39514042; PMCID: PMC11782339.

- Für die Homöopathie gibt es weder eine wissenschaftlich fundierte Hypothese über ihre Wirkungsweise noch schlüssige Beweise aus klinischen Studien in der Krebsbehandlung.[69]
- Daten aus randomisierten Studien erlauben keine Schlussfolgerung hinsichtlich der Wirksamkeit oder Effektivität der Homöopathie bei urologischen Erkrankungen.[70]
- Die derzeitige Datenlage lässt keine eindeutige Aussage über die Wirksamkeit der individualisierten homöopathischen Therapie zu.[71]

In letzter Zeit sind diese Erkenntnisse auch von allen Wissenschaftsgremien bestätigt worden, die sich mit diesem Thema auseinandergesetzt haben:[72]

- „Mediziner sollten keine Homöopathie praktizieren, Patienten an homöopathische Behandler überweisen oder ihren Patienten homöopathische Produkte empfehlen.“ (Royal Australian College of General Practitioners)
- „Homöopathische Heilmittel erfüllen nicht die Kriterien der evidenzbasierten Medizin.“ (Ungarische Akademie der Wissenschaften)
- „Die Aufnahme von … homöopathischen Produkten in die schwedische Arzneimittelrichtlinie würde mehreren der grundlegenden Prinzipien in Bezug auf Arzneimittel und evidenzbasierte Medizin zuwiderlaufen.“ (Schwedische Akademie der Wissenschaften)

---

69 Wagenknecht, A. / Dörfler, J. / Freuding, M. / Josfeld, L. / Huebner, J.: Homeopathy effects in patients during oncological treatment: a systematic review. J Cancer Res Clin Oncol. 2023 May;149(5):1785-1810. doi: 10.1007/s00432-022-04054-6. Epub 2022 Jun 22. PMID: 35731274; PMCID: PMC10097733.

70 Nayak, C. / Manchanda, R. / Khurana, A. / Chalia, DS / Pannek, J. / Chattopadhyay, A. / Koley, M. / Saha, S.: Clinical trials of homeopathy in urological disorders: a systematic review. J Complement Integr Med. 2020 Jul 14;18(1):23-28. doi: 10.1515/jcim-2020-0068. PMID: 32663171.

71 Mathie, RT / Ulbrich-Zürni, S. / Viksveen, P. / Roberts, ER / Baitson, ES / Legg, LA / Davidson, JRT: Systematic Review and Meta-Analysis of Randomised, Other-than-Placebo Controlled, Trials of Individualised Homeopathic Treatment. Homeopathy. 2018 Nov;107(4):229-243. doi: 10.1055/s-0038-1667129. Epub 2018 Aug 18. PMID: 30121049.

72 The final verdict on homeopathy: it’s a placebo, https://edzardernst.com/2015/03/the-final-verdict-on-homeopathy-its-a-placebo/.

- „Wir empfehlen Eltern und Betreuern, Kindern keine homöopathischen Tabletten und Gels zu geben und sich von ihrem medizinischen Fachpersonal über sichere Alternativen beraten zu lassen.“ (Food and Drug Administration, USA)
- „Es gibt nur wenige Beweise, die Homöopathie als wirksame Behandlung für eine bestimmte Erkrankung unterstützen.“ (Nationales Zentrum für komplementäre und integrative Gesundheit, USA)
- „Es gibt keine qualitativ hochwertigen Belege dafür, dass die Homöopathie als Behandlung für irgendeinen Gesundheitszustand wirksam ist.“ (Nationaler Gesundheitsdienst, UK)
- „Homöopathische Mittel wirken nicht besser als Placebos, und die Prinzipien, auf denen die Homöopathie basiert, sind wissenschaftlich unplausibel.“ (Ausschuss für Wissenschaft und Technologie des britischen Unterhauses, UK)
- „Homöopathie sollte nicht zur Behandlung von Gesundheitszuständen eingesetzt werden, die chronisch oder ernst sind oder ernst werden könnten. Menschen, die sich für Homöopathie entscheiden, können ihre Gesundheit gefährden, wenn sie Behandlungen ablehnen oder verzögern, für die es gute Beweise für Sicherheit und Wirksamkeit gibt. Menschen, die überlegen, ob sie Homöopathie anwenden wollen, sollten sich zuerst von einem registrierten Arzt beraten lassen. Diejenigen, die Homöopathie anwenden, sollten ihren Arzt darüber informieren und alle verschriebenen Behandlungen weiter einnehmen.“ (Nationale Forschungsstelle für Gesundheit und Medizin, Australien)
- „Evidenzbasierte öffentliche Gesundheitssysteme sollten homöopathische Produkte und Praktiken nur dann erstatten, wenn ihre Wirksamkeit und Sicherheit durch strenge Tests nachgewiesen ist.“ (Der wissenschaftliche Beirat der Europäischen Akademien)
- „Die Royal Pharmaceutical Society befürwortet die Homöopathie nicht als Behandlungsform, da es weder eine wissenschaftliche Grundlage für die Homöopathie noch einen Nachweis für die klinische Wirksamkeit homöopathischer Produkte jenseits eines Placebo-Effekts gibt.“ (Königliche Gesellschaft der Pharmazeuten, UK)
- „Homöopathie wirkt nicht über den Placebo-Effekt hinaus.“ (Bundesvertretung der Medizinstudenten in Deutschland)

- „Die Homöopathie ist eine Lehre, die am Rande der wissenschaftlichen Bewegung geblieben ist, in der Studien über Homöopathie selten und wenig belastbar sind.“ (Medizinische Fakultät Lille, Frankreich)
- „Die Prinzipien der Homöopathie widersprechen bekannten chemischen, physikalischen und biologischen Gesetzen und überzeugende wissenschaftliche Studien, die ihre Wirksamkeit belegen, liegen nicht vor.“ (Russische Akademie der Wissenschaften)

Ist die Homöopathie unbedenklich?

Aber zumindest kann die Homöopathie keinen Schaden anrichten! Diesen Satz hören wir immer wieder, und oberflächlich gesehen, ergibt er sogar Sinn: Wenn in den Homöopathika nichts drin ist, können sie auch keine Nebenwirkungen haben. Das leuchtet ein, ist aber nicht ganz richtig. Die Übersichtsarbeit meiner Arbeitsgruppe zu diesem Thema fasste 38 Berichte über unerwünschte Wirkungen im Zusammenhang mit der Anwendung von Homöopathie zusammen. Die Gesamtzahl der betroffenen Patienten war nicht gering: 1159; es wurde auch über 4 Todesfälle berichtet. Unsere Schlussfolgerung war, dass „die Homöopathie das Potenzial hat, Patienten sowohl auf direkte als auch auf indirekte Weise zu schaden“.[73]

Aber wie kann das sein? Nebenwirkungen können z. B. dadurch entstehen, dass die Qualitätssicherung unzureichend ist, und so giftige Stoffe in das Homöopathikum gelangen.[74] Dass dann auch ernste Zwischenfälle, sogar solche mit letalen Ausgang, die Folge sein können, liegt auf der Hand.[75]

---

73 Posadzki, P. / Alotaibi, A. / Ernst, E.: Adverse effects of homeopathy: a systematic review of published case reports and case series. Int J Clin Pract. 2012 Dec;66(12):1178-88. doi: 10.1111/ijcp.12026. PMID: 23163497.

74 FDA safety alert about homeopathic teething remedies, http://edzardernst.com/2016/10/fda-safety-alert-about-homeopathic-teething-remedies/.
AMK: Atropin-Vergiftung nach homöopathischer Rezeptur, https://www.deutsche-apotheker-zeitung.de/news/artikel/2021/06/25/atropin-vergiftung-nach-homoeopathischer-rezeptur.

75 Theruvath, AH / Raveendran, R. / Philips, CA / Ahamed, R. / Abduljaleel, JK / Tharakan, A. / Rajesh, S. / Augustine, P.: A series of homeopathic remedies-

Weit bedeutender als diese direkten Risiken sind jedoch die indirekten. Sie beziehen sich nicht auf die Gefahren, die von dem Homöopathikum ausgehen, sondern auf solche, die sich eher auf den Homöopathen beziehen. Am gründlichsten wurde dieses Phänomen bezüglich der Empfehlung untersucht, die viele Homöopathen gegen das Impfen erteilen. Viele sind nämlich der irrigen Meinung, dass das Impfen gefährlich und/oder unwirksam sei, und raten somit Eltern davon ab, ihre Kinder impfen zu lassen. Diese Einstellung gefährdet nicht nur das jeweilige Kind, sondern – falls sie weit genug verbreitet ist, um die Herdenimmunität zu unterlaufen – uns alle.[76]

Andere Beispiele indirekter Risiken wären die zahlreichen Homöopathen, die selbst lebensgefährliche Erkrankungen wie Krebs mit wirkungsloser Homöopathie behandeln.[77] Derartig grobe Verletzungen der medizinischen Ethik haben mich wiederholt dazu veranlasst festzustellen: Das Homöopathikum mag ungefährlich sein, der Homöopath ist es aber sicher nicht.

Fazit

Die Homöopathie ist ein obsoletes Verfahren, das in die Geschichtsbücher verbannt werden sollte. Homöopathen, die es anwenden und behaupten „Wer heilt, hat recht“, haben nicht nur unrecht, sie gefährden auch die Gesundheit ihrer Patienten.

---

related severe drug-induced liver injury from South India. Hepatol Commun. 2023 Feb 9;7(3):e0064. doi: 10.1097/HC9.0000000000000064. PMID: 36757412; PMCID: PMC9916127.

76 Homeopaths' often criminal fight against public health, https://edzardernst.com/2013/12/homeopaths-often-criminal-fight-against-public-health/.

77 A thorough analysis of Prof M. Frass' recent homeopathy trial casts serious doubts on its reliability, https://edzardernst.com/2021/06/a-thorough-analysis-of-prof-m-frass-recent-homeopathy-trial-casts-serious-doubts-on-its-reliability/.

4.2 Schüßler-Salze

Schüßler-Salze haben Gemeinsamkeiten mit der Homöopathie, folgen aber nicht dem Grundsatz, Ähnliches mit Ähnlichem zu heilen. Für keine der beiden Therapieformen ist die Evidenz positiv.

Der deutsche Arzt Wilhelm Schüßler (1821–1898) entwickelte eine Variante der Homöopathie, die er „Biochemie“ nannte. Laut eigener Aussage gründet sie sich auf „die physiologisch-chemischen Vorgänge, welche sich im menschlichen Organismus vollziehen“, und basiert angeblich auf Theorien von Jakob Moleschott (1822–1893) und Justus von Liebig (1803–1873).

Schüßler begann seine Laufbahn als homöopathischer Arzt, experimentierte aber bald mit jenen Mineralsalzpräparaten, die wir heute als Schüßler-Salze kennen. Schüßler war überzeugt, dass alle Krankheiten auf Störungen im Mineralstoffwechsel beruhen. Um sie zu beheben, benötige man nur eines seiner 12 „biochemischen Mittel“ (Tab 1).

Schüßler-Salze sind wie Homöopathika extrem verdünnt und enthalten dementsprechend keine pharmakologisch aktiven Inhaltsstoffe in Mengen, die irgendwelche Wirkungen – außer natürlich einen Placebo-Effekt – verursachen könnten. Üblich sind in der Schüßler-Therapie die Potenzen D3 bis D12. D3 entspricht einer Verdünnung von 1:1000; D12 einer von 1:1.000.000.000.000. Obschon sie häufig in einen Topf geworfen werden, ist die Therapie mit Schüßler-Salzen keine Homöopathie. Sie basiert nicht auf der Annahme, dass Ähnliches mit Ähnlichem zu heilen sei.

Homöopathen betrachteten Schüßlers Theorien von Anbeginn mit großem Argwohn, und die konventionelle Medizin seiner Zeit ignorierte sie nahezu komplett. Dennoch gründeten sich bald Laienverbände, die Schüßler-Salze propagierten. Der Durchbruch kam, als im Dritten Reich die „Neue Deutsche Heilkunde“ verkündet wurde. Schüßlers Biochemie avancierte schlagartig zu einer anerkannten Heilweise, mit der selbst in Konzentrationslagern experimentiert wurde.[78]

---

78 The horrific Schuessler Salt experiments during the Third Reich, https://edzardernst.com/2017/12/the-horrific-schuessler-salt-experiments-during-the-third-reich/.

Übersicht 2

Die 12 Schüßler-Salze und ihre Anwendungsbereiche

Schüßler-Salz	**Anwendung**
Nr. 1 Calcium fluoratum	Bindegewebe, Gelenke und Haut
Nr. 2 Calcium phosphoricum	Knochen und Zähne
Nr. 3 Ferrum phosphoricum	Immunsystem
Nr. 4 Kalium chloratum	Schleimhäute
Nr. 5 Kalium phosphoricum	Psyche und Nerven
Nr. 6 Kalium sulfuricum	Entgiftung
Nr. 7 Magnesium phosphoricum	Nerven und Muskeln
Nr. 8 Natrium chloratum	Flüssigkeitshaushalt
Nr. 9 Natrium phosphoricum	Stoffwechsel
Nr. 10 Natrium sulfuricum	Ausscheidung
Nr. 11 Silicea	Haut, Haare und Bindegewebe
Nr. 12 Calcium sulfuricum	Gelenke

Heute sind Schüßler-Salze buchstäblich in aller Munde. Empfohlen werden sie gegen nahezu jedes Leiden. Diese Beliebtheit steht im krassen Widerspruch zu der Evidenz. Es existiert meines Wissens keine einzige Studie, die die Wirkung der Schüßler-Salze bei irgendeiner Erkrankung ordentlich geprüft hätte. Ein australisches Gutachten aus dem Jahr 1946 trifft auch heute noch zu:[79]

> Es wird behauptet, dass das „Heilmittel" [Dr. Schüßlers Zellsalze, Kali Phos. 3X] „indiziert ist bei Verlust der geistigen Leistungsfähigkeit, Gehirnnebel, Lähmungen jeglicher Art, nervösen Kopfschmerzen, neuralgischen Schmerzen, allgemeiner Unfähigkeit und Erschöpfung und Schlaflosigkeit durch nervöse Störungen". Das „Heilmittel" wurde analysiert und es wurde festgestellt, dass es Kaliumdihydrogenphosphat

79 https://www.slp.wa.gov.au/gazette/gazette.nsf/gazlist/2EA19217C675584848257753007FAD11/$file/gg017.pdf.

> und Laktose enthält. Die tatsächliche Menge an Kaliumdihydrogenphosphat in der „Erwachsenendosis“ ist so gering, dass über 9000 Tabletten notwendig wären, um die minimale medizinische Dosis dieser Droge zu geben. Laktose ist ein Zucker, der bei keiner der oben genannten Krankheiten von Wert ist. Die Salze von Dr. Schüßler können daher keinen Heilwert haben. Sie werden bei keiner der Krankheiten, für die sie angeblich angezeigt sind, eine Besserung bewirken. Jede Ausgabe für den Kauf dieser Salze ist verschwendetes Geld. (C. E. COOK, Commissioner of Public Health)

Wie ist es möglich, dass eine beliebte Behandlungsweise, die seit über 100 Jahren im Einsatz ist, durch keine einzige Studie belegt ist? Sicher verdienen die Hersteller doch genug an diesen Mitteln, um wenigstens ein paar Untersuchungen durchzuführen. Es gibt wohl nur zwei Erklärungen:

- Es wurden Studien durchgeführt, doch die Ergebnisse fielen so aus, dass die Hersteller sie nicht publizierten.
- Schüßler-Salze basieren auf derart unplausiblen Vorstellungen, dass niemand sich auch nur das Geringste von klinischen Studien erhofft.

Manche Vertreter dieser Behandlungsweise argumentieren, die Beliebtheit der Schüßler-Salze sei bereits eine Art Wirksamkeitsnachweis: Wenn es nichts helfen würde, dann würden Konsumenten sie auch nicht kaufen. Einer kritischen Analyse hält diese Logik jedoch nicht stand. Selbst wenn sich jemand nach der Einnahme von Schüßler-Salzen subjektiv besser fühlt, kann das an Placebo-Effekten liegen. Und natürlich kann man nie wissen, ob der Krankheitsverlauf ganz ohne Therapie nicht ebenso oder vielleicht sogar besser ausgefallen wäre.

4.3 Bach-Blüten

Hier werde ich kurz zu einer weiteren Variante der Homöopathie, der Bach-Blüten-Therapie, Stellung nehmen. Ebenso wie die Homöopathie ist diese Behandlungsform weder plausibel noch von nachgewiesener Wirksamkeit.

Die Bach-Blüten wurden in den 1920er-Jahren von Dr. Edward Bach (1886–1936) erfunden. Bach war ein homöopathisch ausgebildeter Arzt, der zuvor im Londoner Homöopathischen Krankenhaus gearbeitet hatte. Er interessierte sich insbesondere für den Einfluss mentaler und emotionaler Gesundheit auf unser körperliches Wohlbefinden. Schließlich definierte er 38 grundlegende Emotionen, die jeder von uns hin und wieder fühlt. Passend zu diesen Gefühlszuständen entwickelte er korrespondierende Bach-Blüten Essenzen. Heute sind sie auf der ganzen Welt beliebt geworden.

Bach war eindeutig von der Homöopathie inspiriert. Seine Mittel sind jedoch keine Homöopathika, da sie weder dem Simile-Prinzip folgen noch potenziert werden (Kapitel 4.1). Sie werden hergestellt, indem die frisch gepflückten Pflanzenteile in Wasser gelegt werden, das anschließend mit Alkohol gemischt, abgefüllt und verkauft wird. Sie sind stark verdünnt und enthalten daher keine therapeutischen Mengen der auf der Verpackung angekündigten Pflanze.

Bach entwickelte insgesamt 38 verschiedene Heilmittel, von denen jedes einem emotionalen Zustand entsprechen soll, den er für die Ursache aller Krankheiten hielt. Die vollständige Liste aller 38 Bach-Blüten mit den jeweilig emotionalen Zuordnungen laut *Bach Original Blüten Deutschland*[80]:

- Agrimony (Nr. 1): Zu sich selbst stehen
- Aspen (Nr. 2): Sorglosigkeit empfinden
- Beech (Nr. 3): Empathie und Leichtigkeit entwickeln
- Centaury (Nr. 4): Zu sich selbst stehen
- Cerato (Nr. 5): Selbstsicherheit erlangen

80 https://www.bach-blueten.de/de-de/bach-bluetenessenzen/unsere-produkte.

- Cherry Plum (Nr. 6): Sorglosigkeit empfinden
- Chestnut Bud (Nr. 7): Im Hier & Jetzt leben
- Chicory (Nr. 8): Empathie und Leichtigkeit entwickeln
- Clematis (Nr. 9): Im Hier & Jetzt leben
- Crab Apple (Nr. 10): Freude und Hoffnung finden
- Elm (Nr. 11): Freude und Hoffnung finden
- Gentian (Nr. 12): Selbstsicherheit erlangen
- Gorse (Nr. 13): Selbstsicherheit erlangen
- Heather (Nr. 14): Sich in Gesellschaft wohlfühlen
- Holly (Nr. 15): Zu sich selbst stehen
- Honeysuckle (Nr. 16): Im Hier & Jetzt leben
- Hornbeam (Nr. 17): Selbstsicherheit erlangen
- Impatiens (Nr. 18): Sich in Gesellschaft wohlfühlen
- Larch (Nr. 19): Freude und Hoffnung finden
- Mimulus (Nr. 20): Sorglosigkeit empfinden
- Mustard (Nr. 21): Im Hier & Jetzt leben
- Oak (Nr. 22): Freude und Hoffnung finden
- Olive (Nr. 23): Im Hier & Jetzt leben
- Pine (Nr. 24): Freude und Hoffnung finden
- Red Chestnut (Nr. 25): Sorglosigkeit empfinden
- Rock Rose (Nr. 26): Sorglosigkeit empfinden
- Rock Water (Nr. 27): Empathie und Leichtigkeit entwickeln
- Scleranthus (Nr. 28): Selbstsicherheit erlangen
- Star of Bethlehem (Nr. 29): Freude und Hoffnung finden
- Sweet Chestnut (Nr. 30): Freude und Hoffnung finden

- Vervain (Nr. 31): Empathie und Leichtigkeit entwickeln
- Vine (Nr. 32): Empathie und Leichtigkeit entwickeln
- Walnut (Nr. 33): Zu sich selbst stehen
- Water Violet (Nr. 34): Sich in Gesellschaft wohlfühlen
- White Chestnut (Nr. 35): Im Hier & Jetzt leben
- Wild Oat (Nr. 36): Selbstsicherheit erlangen
- Wild Rose (Nr. 37): Im Hier & Jetzt leben
- Willow (Nr. 38): Freude und Hoffnung finden

Es gibt nur wenige klinische Studien zur Bach-Blüten-Therapie. In der Gesamtschau zeigen sie nicht, dass sie über Placebo hinaus wirksam ist. Eine systematische Überprüfung aller belastbaren Untersuchungen kam zu dem Schluss, dass „die zuverlässigsten klinischen Studien keine Unterschiede zwischen Blüten-Mitteln und Placebos zeigen".[81] Eine kürzlich publizierte Untersuchung bestätigte abermals, dass Bach-Blüten-Therapie bei Stress nicht wirksamer als ein Placebo ist.[82]

Trotz dieser weitestgehend negativen Datenlage werden Bach-Blüten sogar von Zeitschriften und Autoren, die es eigentlich besser wissen sollten, kritiklos unterstützt: „Die Flüssigkeiten sind die Essenz der im Heilmittel verwendeten Substanz, die in einer kleinen Menge Brandy konserviert ist. Wie bei den homöopathischen Mitteln handelt es sich bei den Bachblüten um Essenzen oder energetische Mittel."[83]

81 Ernst, E.: Bach flower remedies: a systematic review of randomised clinical trials. Swiss Med Wkly. 2010 Aug 24;140:w13079. doi: 10.4414/smw.2010.13079. PMID: 20734279.

82 Gava, FGS / Turrini, RNT: Flower therapy and perceived stress in primary health care nursing professionals: randomized clinical trial. Rev Gaucha Enferm. 2024 Jun 24;45:e20230132. English, Portuguese. doi: 10.1590/1983-1447.2024.20230132.en. PMID: 38922232.

83 Libster, MM: Gentle remedies: Restoring faith in the first step of nonpharmacological infant mental health care for the prevention and treatment of "disruptive behavior". Arch Psychiatr Nurs. 2019 Jun;33(3):299-306. doi: 10.1016/j.apnu.2019.02.004. Epub 2019 Mar 15. PMID: 31227083.

Da sie keine pharmakologisch aktiven Moleküle (außer Alkohol) enthalten, ist es unwahrscheinlich, dass Bach-Blüten unerwünschte Nebenwirkungen haben. Dennoch ist die Behandlung nicht ohne Risiken.

Stellen wir uns z. B. eine Patientin vor, die an einem schweren psychischen Leiden erkrankt ist und sich entschließt, es mit Bach-Blüten zu behandeln. Man benötigt nur wenig Phantasie, um zu erkennen, dass dieses Vorgehen katastrophale Folgen haben kann. Zudem sollten die Kosten bedacht werden. *Bach Original Deutschland* empfiehlt in vielen Situationen eine Langzeittherapie: „Haben Sie Geduld und nehmen Sie die Essenzen konsequent zu sich. Konzentrieren Sie sich auf das positive Potenzial der Original Bach®-Blüten und nehmen Sie sie so lange ein, bis Sie das Gefühl haben, dass Sie keine Unterstützung mehr brauchen."[84] Das bedeutet, dass die Kosten erheblich sein können. Da über lange Zeiträume viele Beschwerden von alleine besser werden, ist dieser Rat auch ein effektiver Weg, eine Scheintherapie als wirksam hinzustellen.

84 Wie schnell ist ein Unterschied spürbar?, https://www.bachoriginal.com/de-de/mehr/haeufig-gestellte-fragen/wie-schnell-ist-ein-unterschied-spuerbar/.

4.4 Anthroposophische Medizin

Auch die anthroposophische Medizin, die wir in diesem Kapitel besprechen werden, ist teilweise von der Homöopathie inspiriert. Neben Arzneimitteln kommen jedoch auch diverse weitere Verfahren zum Einsatz. Wie in der Homöopathie steht ein Wirksamkeitsnachweis der anthroposophischen Medizin bis heute aus.

Die anthroposophische Medizin (AM) geht auf Rudolf Steiner und Ita Wegman zurück und soll eine geisteswissenschaftliche Erweiterung der konventionellen Medizin darstellen.[85] Steiner verfasste gemeinsam mit Wegman sein letztes Buch mit dem Titel *Grundlegendes für eine Erweiterung der Heilkunst nach geisteswissenschaftlichen Erkenntnissen*[86], das die theoretischen Grundlagen der anthroposophischen Medizin darstellt. Wegman war auch Mitbegründerin der pharmazeutischen Firma *Weleda*, dem heutigen Marktführer bei anthroposophischen Heilmitteln.

Das Konzept der AM ist komplex: „Eingesetzt werden, teils ergänzend und teils ersetzend zur konventionellen Medizin, speziell hergestellte mineralische, pflanzliche und tierische Arzneimittel, verschiedene Kunsttherapien, rhythmische Massage, Heileurythmie, äußere Anwendungen (Wickel, Einreibungen und Bäder), teils psychotherapeutische Gespräche und anthroposophisch erweiterte Krankenpflege.“[87]. Die AM wird bei einer breiten Palette von Erkrankungen angewendet (Tab. 1) und wird meist von approbierten Ärzten eingesetzt. Sie ist speziell im deutschen Sprachraum weit verbreitet.

Steiner propagierte eine Erweiterung der Erkenntnisgewinnung durch Imagination, Inspiration und Intuition. Er bezog seine Erkennt-

85 Ernst, E.: Anthroposophische Medizin. Eine kritische Analyse [Anthroposophic medicine: a critical analysis]. MMW Fortschr Med. 2008 Apr 10;150 Suppl 1:1-6. German. PMID: 18540325.

86 Steiner, Rudolf / Wegman, Ita: Grundlegendes für eine Erweiterun der Heilkunst nach geisteswissenschaftlichen Erkenntnissen. Dornach 1925.

87 Kienle, G.S. / Keine, H. / Albonico, H.U.: Anthroposophische Medizin: Health Technology Assessment Bericht – Kurzfassung. Forsch. Komplementarmed. 13 (Suppl.2) (2006), S. 7-18.

nisse nicht zuletzt aus der Akasha-Chronik[88], die nur seiner Intuition zugänglich war. Die AM beruht auf einer Fülle von magischen, alchemistischen und astrologischen Vorstellungen früherer Jahrhunderte. So wird z. B. postuliert, dass ein früheres Leben unsere gegenwärtige Gesundheit beeinflusst oder dass der Verlauf einer Krankheit durch unser „karmisches" Schicksal bestimmt wird. Der physische Leib wird unterteilt in Ätherleib, Astralleib und Geistleib. Der Mensch besteht gemäß der AM aus Nerven-Sinnes-System, rhythmischem System und Stoffwechsel-Gliedmaßen-System. Es werden für den Nicht-Anthroposophen kaum nachvollziehbare Zuordnungen zwischen Planeten, Metallen und Organen angenommen (z. B. Merkur, Quecksilber, Lunge), aus denen therapeutische Regeln abgeleitet werden. Wesensverwandtschaften bilden die Basis der anthroposophischen Arzneimittel, die hergestellt werden durch Verflüssigungs-, Verluftungs- und Verfestigungsprozesse, durch Verbrennung, Potenzieren und andere Verfahren. Die Vorgeschichte der Inhaltsstoffe anthroposophischer Mittel ist oft bedeutender als ihre stoffliche Zusammensetzung. Keine dieser Annahmen Steiners beruhen auf nachvollziehbaren Fakten oder sind biologisch plausibel.

Anthroposophische Arzneimittel können mineralische, metallische, pflanzliche oder tierische Substanzen enthalten. Heute sind mehr als 1300 verschiedene anthroposophische Arzneimittel auf dem Markt; in Deutschland setzen sie jährlich etwa 60 Millionen Euro um. Sie sind von dem für andere Medikamente obligaten Wirksamkeitsnachweis befreit, sind nicht verschreibungspflichtig und müssen vom Patienten meist selbst bezahlt werden. Die meisten anthroposophischen Arzneien sind, so wie homöopathische Mittel auch, hoch-verdünnt und viele werden zudem auch potenziert. Sie werden aber normalerweise nicht nach dem Ähnlichkeits-Prinzip der Homöopathie (Kapitel 4.1) verschrieben.

Das bei weitem bekannteste anthroposophische Heilmittel ist der fermentierte Mistelextrakt, der von Weleda unter dem Handelsnamen *Iscador* gegen Krebs beworben wird. Zu Iscador und anderen Mistel-Präparaten existieren inzwischen zahlreiche Studien. In der Gesamtschau ergibt sich kein Wirksamkeitsnachweis bezüglich der Überlebens-

88 https://de.wikipedia.org/wiki/Akasha-Chronik.

Übersicht 3:
Indikationsbereiche, die von anthroposophischen Ärzten als „besonders häufig“ eingestuft werden

- Funktionelle Herz-Kreislauf-Erkrankungen
- Kinderkrankheiten
- Kindliche Entwicklungsstörungen
- Allergien
- Atemwegserkrankungen
- Psychiatrische Erkrankungen
- Dermatologische Erkrankungen
- Psychosomatische Erkrankungen
- Krebs

raten.[89] Anthroposophen postulieren häufig auch einen positiven Effekt auf die Lebensqualität. Zweifellos wäre eine solche Wirkung von großer Bedeutung. Tatsache ist jedoch, dass sich dieser Effekt in qualitativ hoch stehenden Studien nicht abzeichnet.[90]

Bezüglich des anthroposophischen Gesamtkonzepts existieren keine belastbaren klinischen Studien.1 Es muss daher als nicht evidenzbasiert eingestuft werden.

Die AM ist entgegen der Annahmen ihrer Anhänger nicht risikofrei. Medikamente wie *Iscador* haben natürlich auch Nebenwirkungen (z. B.

89 Freuding, M. / Keinki, C. / Micke, O. / Buentzel, J. / Huebner, J.: Mistletoe in oncological treatment: a systematic review: Part 1: survival and safety. J Cancer Res Clin Oncol. 2019 Mar;145(3):695-707. doi: 10.1007/s00432-018-02837-4. Epub 2019 Jan 23. PMID: 30673873.

90 Freuding, M. / Keinki, C. / Kutschan, S. / Micke, O. / Buentzel, J. / Huebner, J.: Mistletoe in oncological treatment: a systematic review: Part 2: quality of life and toxicity of cancer treatment. J Cancer Res Clin Oncol. 2019 Apr;145(4):927-939. doi: 10.1007/s00432-018-02838-3. Epub 2019 Jan 23. PMID: 30673872.

allergische Reaktionen). Viel bedeutender sind jedoch die indirekten Risiken. Wenn beispielsweise eine Krebs-Patientin dem Rat folgt, ihre Erkrankung ausschließlich mit Mistel zu behandeln, so ist zu befürchten, dass sie ihre Überlebenschancen erheblich verringert. Ferner ist hier zu bedenken, dass anthroposophische Ärzte oft vom Impfen abraten.[91]

91 Ernst, E.: Anthroposophy: a risk factor for noncompliance with measles immunization. Pediatr Infect Dis J. 2011 Mar;30(3):187-9. doi: 10.1097/INF.0b013e3182024274. PMID: 21102363.

4.5 Osteopathie

In diesem Kapitel wird die Osteopathie kurz vorgestellt. Es zeigt sich, dass diese Behandlungsweise, so wie sie in Deutschland praktiziert wird, uns bislang einen Wirkungsnachweis schuldig geblieben ist.

Die Osteopathie ist eine Form der manuellen Therapie, die vor über 100 Jahren von dem Amerikaner Andrew Taylor Still (1828–1917) erfunden wurde. Still postulierte, dass fast alle Krankheiten auf einem gestörten muskuloskelettalen System beruhen, und dass daher die einzig richtige Therapie in der Behandlung dieses Systems besteht.

Es gibt in der Osteopathie zwei völlig unterschiedliche Berufsgruppen, die häufig nicht klar differenziert werden.

- Die US-Osteopathen haben schon vor vielen Jahren die bizarren Vorstellungen Stills verworfen. Sie sind voll anerkannt als Ärzte, die sich nach ihrer Ausbildung, die der herkömmlicher Ärzte gleicht, auf jedes medizinische Fachgebiet spezialisieren können.
- Außerhalb der USA – also auch in Deutschland – sind Osteopathen auch heute noch Still-Anhänger und praktizieren fast ausschließlich Manipulationen und Mobilisationen an der Wirbelsäule. Sie gelten somit als alternative Heiler.

Deutsche Osteopathen verschleiern gerne diesen nicht so unwesentlichen Umstand, vermutlich um sich in dem relativen Glanz der US-Osteopathen zu sonnen. Einige Osteopathen betrachten sich als Spezialisten für Rückenschmerzen, während die meisten in der Still'schen Tradition behaupten, ein viel breiteres Spektrum an Erkrankungen effektiv behandeln zu können. Ein kürzlich erschienener Artikel von zwei deutschen Osteopathen mit dem Titel „Osteopathie auf dem Prüfstand" beginnt z. B. wie folgt:[92]

> Osteopathie ist eine medizinische Fachrichtung aus den USA, die im 19. Jahrhundert von dem amerikanischen Arzt A.T. Still begründet wur-

---

92 Dräger, K. / Heller, R.: Osteopathie auf dem Prüfstand [Osteopathy under scrutiny]. Bundesgesundheitsblatt Gesundheitsforschung Gesundheitsschutz. 2020 May;63(5):553-560. German. doi: 10.1007/s00103-020-03126-7. PMID: 32318787.

> de. Die osteopathische Ausbildung wird seither in den USA als universitäres Medizinstudium durchgeführt, verbunden mit der Befähigung, sich in jeder anderen Fachrichtung weiterzubilden.
>
> Die osteopathische Medizin ist eine Therapiemethode auf der Basis wissenschaftlicher Erkenntnisse der medizinischen Forschung. Nur mit soliden Kenntnissen in Anatomie und Physiologie kann eine osteopathische Behandlung fachgerecht ausgeführt werden. Auf Grundlage von biophysikalischen Gesetzmäßigkeiten werden Wechselwirkungen im Körper beeinflusst, die z. B. als anatomisch-physiologische Vorgänge in der medizinischen Literatur beschrieben sind. In der Osteopathie werden alle Vorgänge im Menschen als „Bewegung" interpretiert. Dabei ist die Beseitigung von pathophysiologischen Störfaktoren, d. h. von Einschränkung dieser Bewegungen, wichtig. So wirkt die osteopathische Medizin regulierend der Entstehung von Krankheit entgegen und fördert spezifisch körpereigene Dynamiken zur Förderung der Gesundheit.

Verschwiegen wird hier, wie so häufig, dass die Annahmen, die der Osteopathie zugrunde liegen, nicht plausibel sind. Der Leser erfährt auch nicht, dass die allermeisten Heilsversprechen der Osteopathen nicht auf solider Evidenz beruhen.

Unsere eigene Übersicht der Daten bezüglich der Wirksamkeit der Osteopathie bei Beschwerden am Bewegungsapparat kam zu einem enttäuschenden Ergebnis,[93] hier ist unsere Zusammenfassung:

> Das Ziel dieser systematischen Übersichtsarbeit war es, die Wirksamkeit der Osteopathie als Behandlungsoption für muskuloskelettale Schmerzen zu bewerten. Es wurden sechs Datenbanken von deren Beginn bis August 2010 durchsucht. Es wurden nur randomisierte klinische Studien (RCTs) berücksichtigt, die osteopathische Manipulation/Mobilisation gegen eine Kontrollintervention oder keine Therapie bei Menschen mit muskuloskelettalen Schmerzen an einer beliebigen anatomischen Stelle getestet haben und die Schmerzen als Ergebnisgröße bewertet haben. Die Auswahl der Studien, die Datenextraktion und die Validierung wurden unabhängig voneinander von zwei Gutachtern durchgeführt. Studien über chiropraktische Manipulationen wurden ausgeschlossen. Sechzehn RCTs erfüllten die Einschlusskriterien. Ihre methodische

93 Posadzki, P. / Ernst E. Osteopathy for musculoskeletal pain patients: a systematic review of randomized controlled trials. Clin Rheumatol. 2011 Feb;30(2):285-91. doi: 10.1007/s10067-010-1600-6. Epub 2010 Oct 30. PMID: 21053038.

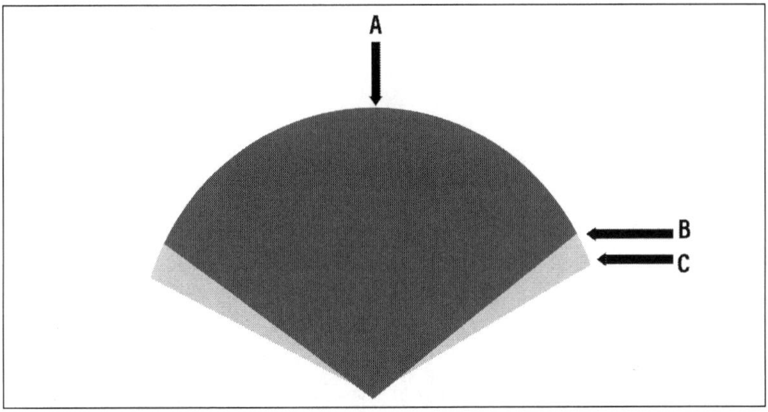

Abb. 9: Schematische Darstellung einer Wirbelsäulenmanipulation
Ein Gelenk kann aus seiner Neutralstellung (A) bis zu einem physiologischen Maximum (B) willkürlich bewegt werden. Bei einer typischen Wirbelsäulenmanipulation wird dieser Punkt überschritten und das Gelenk nahe an die Grenze forciert, an der eine Verletzung der betroffenen Gewebe entstehen kann (C).

> Qualität lag zwischen 1 und 4 auf der Jadad-Skala (max = 5). Fünf RCTs legten nahe, dass Osteopathie im Vergleich zu verschiedenen Kontrollinterventionen zu einer signifikant stärkeren Reduktion von muskuloskelettalen Schmerzen führt. Elf RCTs wiesen darauf hin, dass Osteopathie im Vergleich zu Kontrollen keine Veränderung der muskuloskelettalen Schmerzen bewirkt. Zusammengenommen liefern diese Daten keine überzeugende Evidenz für die Wirksamkeit der Osteopathie als Behandlung von muskuloskelettalen Schmerzen.

Selbst wenn man die Daten zu Nacken- und Rückenschmerzen – sicherlich die häufigsten Leiden, die Osteopathen behandeln – kritisch evaluiert, kommt man zu keinem positiven Ergebnis:

> Neun Studien wurden in die qualitative Synthese einbezogen, und die meisten von ihnen zeigten keine Überlegenheit der OMT im Vergleich zu Scheinbehandlung oder Placebo. Die quantitative Synthese ergab keine statistisch signifikanten Unterschiede bei der Schmerzintensität oder der Behinderung … Die Ergebnisse dieser Evaluation zeigen, dass die osteopathische Behandlung im Hinblick auf eine Verbesserung von Schmerzen, Behinderungen und Lebensqualität bei Patienten mit Na-

> cken oder Rückenschmerzen nicht besser ist als Scheinbehandlung oder Placebo.[94]

Bei anderen Indikationen ist die Evidenz sogar noch weniger ermutigend. Ein Review zur osteopathischen Behandlung von pädiatrischen Problemen kam z. B. zu dem Schluss, dass „die Wirksamkeit der Osteopathie bei pädiatrischen Erkrankungen aufgrund der geringen Anzahl und der schlechten methodischen Qualität der Primärstudien unbewiesen ist".[95]

Die Risiken der Osteopathie entsprechen in etwa denen der Chirotherapie (Kapitel 6.1), d. h. leichte Beschwerden nach einer Behandlung sind häufig, und ernste Komplikationen können ebenfalls auftreten. Da im Allgemeinen Osteopathen aggressive Manipulationen der Wirbelsäule seltener als Chiropraktiker einsetzten, sind diese Risiken insgesamt auch geringer.[96]

94 Ceballos-Laita, L. / Jiménez-Del-Barrio, S. / Carrasco-Uribarren, A. / Medrano-de-la-Fuente, R. / Robles-Pérez, R. / Ernst, E:. Is Osteopathic Manipulative Treatment Clinically Superior to Sham or Placebo for Patients with Neck or Low-Back Pain? A Systematic Review with Meta-Analysis. Diseases. 2024 Nov 8;12(11):287. doi: 10.3390/diseases12110287. PMID: 39589961; PMCID: PMC11593019.

95 Posadzki, P. / Lee, MS / Ernst, E.: Osteopathic manipulative treatment for pediatric conditions: a systematic review. Pediatrics. 2013 Jul;132(1):140-52. doi: 10.1542/peds.2012-3959. Epub 2013 Jun 17. PMID: 23776117.

96 Ernst, Edzard: Chiropractic: Not All That It's Cracked Up to Be. Springer 2020.

4.6 Pflanzenheilkunde

Die Pflanzenheilkunde ist derjenige Bereich der Alternativmedizin, in dem wir die beste Evidenz vorfinden. Aber auch hier ist Vorsicht geboten, und es ist ratsam, nicht alle pflanzlichen Therapien in einen Topf zu werfen.

Die Pflanzenheilkunde war ein grundlegender Aspekt der meisten Kulturen, vor allem in Ägypten, China und Indien.[97] Es erscheint sinnvoll, zwei grundsätzlich unterschiedliche Typen zu differenzieren:

- Rationale Phytotherapie
- Traditionelle Kräutermedizin

Rationale Phytotherapie ist die Anwendung von gut-erforschten pflanzlichen Heilmitteln für definierte Erkrankungen, z. B. Johanniskraut bei Depressionen. Somit ist die rationale Phytotherapie der konventionellen Pharmakotherapie ähnlich. Der Unterschied besteht lediglich darin, dass Arzneimittel aus Heilpflanzen anstelle von synthetischen Drogen verwendet werden.

Viele unserer modernen Medikamente wurden ursprünglich aus Pflanzen gewonnen. Solche Mittel (z. B. Aspirin, Taxol, Morphin) enthalten einen einzigen, exakt definierten, umfassend erforschten Wirkstoff. Pflanzliche Arzneimittel basieren dagegen auf Pflanzen oder Pflanzenteilen und enthalten in der Regel eine Vielzahl pharmakologisch aktiver Inhaltsstoffe.

Im deutschen Sprachraum sind Phytotherapeutika entweder als zugelassene Medikamente oder als Nahrungsergänzungsstoffe erhältlich. Es existieren hunderte, wenn nicht gar tausende von Pflanzen, denen Heilkräfte nachgesagt werden. Bei nur sehr wenigen davon – ich schätze weniger als 30 – ist die Wirksamkeit durch fundierte Nachweise belegt.

Die weit verbreitete Vorstellung, dass pflanzliche Heilmittel natürlich und daher unbedenklich sind, ist leider falsch. Da Pflanzen phar-

97 Historical Development of Herbal Medicine | 2 | Herbal Pharmacopeia, https://www.taylorfrancis.com/chapters/edit/10.1201/9781003544418-2/historical-development-herbal-medicine-roomah-javed-maria-faraz-arshad-farid-samy-selim.

Übersicht 4
Pharmakologisch aktive Inhaltsstoffe von Aspirin und Weidenrindenextrakt

Aspirin	**Weidenrindenextrakt**
Acethylsalizylsäure	Salicortin
	Tremulaktin
	Tannine
	Salicylate
	Salicin
	Fragilin
	Populin
	Salicortin
	Salireposid
	Picein
	Phenolische Verbindungen wie Triandrin und Vimalin
	Aromatische Alkohole

makologisch aktive Wirkstoffe enthalten, können sie selbstredend auch Nebenwirkungen haben, schließlich stammen einige der stärksten Gifte aus dem Pflanzenreich; man denke an Schierling, Efeu, usw.

Zudem können pflanzliche Mittel natürlich auch Wechselwirkungen mit synthetischen Medikamenten eingehen.[98] Zum Beispiel interagiert Johanniskraut mit etwa der Hälfte aller verschriebenen Medikamente – es senkt ihren Blutspiegel, was bedeutet, dass eine Patientin, die z. B. Antikoagulantien einnimmt, ihren Gerinnungsschutz verliert und dann unter einem (potenziell tödlichen) Blutgerinnsel leiden könnte.

98 Izzo, AA / Ernst, E.: Interactions between herbal medicines and prescribed drugs: an updated systematic review. Drugs. 2009;69(13):1777-98. doi: 10.2165/11317010-000000000-00000. PMID: 19719333.

Übersicht 5
Beispiele von pflanzlichen Heilmitteln, deren Wirksamkeit bei definierten Indikationen mehr oder weniger gut belegt ist

Aloe vera	Hautverletzungen
Baldrian	Schlafstörungen
Echinacea	Erkältung
Hopfen	Schlafstörungen
Ingwer	Übelkeit
Johanniskraut	Depression
Kava kava	Angststörungen
Knoblauch	Hypercholesterinämie
Mutterkraut	Migräne
Rosskastanie	Krampfadern
Teufelskralle	Gelenkschmerzen
Weißdorn	Herzinsuffizienz

In der **traditionellen Kräutermedizin** geht man völlig anders vor. Sie beinhaltet stets eine Konsultation bei Kräuterkundigen, die es in zahlreichen Variationen gibt:

- Chinesische Kräuterkundige
- Traditionelle europäische Kräuterkundige
- Ayurvedische Heiler
- Kampo-Praktiker
- Heilpraktiker usw.

Ihre Behandlungsweisen unterscheiden sich grundlegend von der rationalen Phytotherapie. Kräuterkundige setzen häufig ihre eigenen diagnostischen Methoden ein (z. B. „Zungen- und Pulsdiagnosen" der Traditionellen Chinesischen Medizin) und sind oft nicht qualifiziert, konventionelle Diagnostik einzusetzen. Ihre diagnostischen Techniken sind in der Regel nicht valide (Kapitel 5.6). Diese Behandler stellen meist Diagnosen, die ihren spezifischen Philosophien entsprechen, die aber keine wissenschaftliche Basis haben (z. B. Taoismus in der traditionellen chinesischen Kräuterkunde).

Übersicht 6

Die Risiken einer Therapie mit pflanzlichen Heilmitteln

- Nebenwirkungen der Inhaltsstoffe, z. B. Gastritis durch Salizylate in Weidenrindenextrakten
- Interaktionen mit anderen Medikamenten, z. B. Johanniskraut und Antikoagulanzien
- Kontamination, z. B. Schwermetalle in Ayurvedischen Mitteln
- Beimischung von synthetischen Medikamenten, z. B. Steroide in Chinesischen Kräutermischungen

Traditionelle Kräuterkundige individualisieren ihre Behandlungen, was bedeutet, dass z. B. zehn Patienten, die an Depressionen leiden, zehn verschiedene, angeblich maßgeschneiderte Kräutermischungen entsprechend ihrer individuellen Charakteristika erhalten könnten; und keiner der zehn Patienten mag Johanniskraut erhalten, das einzige Kräuterheilmittel, das nachweislich bei Depressionen wirkt. Typischerweise enthalten solche Rezepte nicht nur eine Pflanze, sondern Mischungen aus mehreren Kräutern oder Kräuterextrakten.

Es gibt derzeit keine guten Belege für die Wirksamkeit der traditionellen Kräutermedizin. Die einzige systematische Übersichtsarbeit zu diesem Thema kam zu dem Schluss, dass es keine überzeugende Evidenz gibt, die den Einsatz der individualisierten Kräutertherapie bei irgendeiner Indikation unterstützt.[99]

Die Risiken der individualisierten Kräutertherapie können beträchtlich sein:[100] Je mehr Inhaltsstoffe, desto höher ist die Wahrscheinlichkeit, dass einer von ihnen toxisch ist oder mit einem gleichzeitig eingenommenen verschreibungspflichtigen Medikament interagiert.

99 Guo, R. / Canter, PH / Ernst, E.: A systematic review of randomised clinical trials of individualised herbal medicine in any indication. Postgrad Med J. 2007 Oct;83(984):633-7. doi: 10.1136/pgmj.2007.060202. PMID: 17916871; PMCID: PMC2600130.

100 Teshager, NW / Amare, AT / Tamirat, KS / Zeleke, ME / Taddese, AA: Traditional herbal medicine use doubled the risk of multi-organ dysfunction syndrome in children: A prospective cohort study. PLoS One. 2024 Feb 23;19(2):e0286233. doi: 10.1371/journal.pone.0286233. PMID: 38394174; PMCID: PMC10889611.

4.7 Was hat die Alternativmedizin sonst noch zu bieten?

Die bislang vorgestellten Therapieformen sind natürlich längst nicht alles, was die Alternativmedizin zu bieten hat. In diesem Abschnitt versuche ich daher, 20 weitere Verfahren, die im deutschen Sprachraum beliebt sind, kurz vorzustellen.

Akupunktur ist ein Verfahren, bei dem dünne Nadeln in die Körperoberfläche gestochen werden. Gemäß der traditionell-chinesischen Vorstellung soll dies ein Ungleichgewicht der vermeintlichen energetischen Kräfte Yin und Yang im Körper regulieren und so alle nur erdenklichen Krankheiten heilen. Es existieren zahllose Varianten, z. B. Ganzkörperakupunktur, Ohrakupunktur, Elektroakupunktur, Laserakupunktur. Die Evidenz zur Wirksamkeit der Akupunktur ist extrem widersprüchlich. Am vielversprechendsten ist die Datenlage wohl für chronischen Schmerzen verschiedener Art.

Angewandte Kinesiologie ist zugleich ein diagnostisches und therapeutisches Verfahren, das mittels manueller Muskeltests über die Leiden und die geeignete Behandlung eines Patienten Aufschluss geben soll. Die hierbei zugrunde liegenden Annahmen sind nicht plausibel und die wenigen klinischen Studien zu diesem Thema belegen nicht die Wirksamkeit des Verfahrens.

Aromatherapie ist eine sanfte Massage unter Verwendung von ätherischen Ölen. Die Behandlung ist zweifellos wohltuend und entspannend. Ob sie darüber hinaus auch die von den Anwendern behaupteten positiven Effekte bei bestimmten Leiden hat, ist jedoch eher zweifelhaft.

Autogenes Training ist eine Art Selbsthypnose. Das Verfahren ist einfach zu erlernen und weitgehend nebenwirkungsfrei. Es kann helfen, Stress abzubauen.

Ayurvedische Medizin verwendet eine Vielfalt von Methoden. Unter anderem werden Kräutermischungen eingesetzt, die oft mit Schwermetallen versetzt und daher toxisch sind.

Chondroitin ist eine Substanz, die in unserem Körper natürlich vorkommt und als Nahrungsergänzungsmittel angeboten wird. Einige (aber nicht alle) Studien zeigen, dass Chondroitin bei Arthrose die Schmerzen lindern kann.

Energetisches Heilen ist ein Überbegriff für eine breite Palette von Verfahren, die auf der Vorstellung beruhen, dass eine heilende Energie von einem Behandler in den kranken Körper eines Patienten gesendet werden kann, die dann seine Selbstheilungskräfte anregt. Diese Methoden sind nicht plausibel und die belastbaren Studien zeigen nicht, dass sie effektiv sind.

Entschlackung (oder **Detox**) ist der Überbegriff für Verfahren, die Gifte aus unserem Körper entfernen sollen. Die hier zugrunde liegenden Annahmen beruhen auf längst überholten Konzepten. Eine echte Entgiftung durch alternative Verfahren wurde nie nachgewiesen.

Fischöl ist reich an Omega-3-Fettsäuren und ist als Nahrungsergänzungsmittel beliebt. Die Evidenz hierzu ist recht widersprüchlich. Möglicherweise ist es marginal wirksam bei Bluthochdruck und einem hohen Triglyzerid-Spiegel.

Glucosamin ist eine Substanz, die in unserem Körper natürlich vorkommt und als Nahrungsergänzungsmittel angeboten wird. Die Mehrzahl der belastbaren Studien zeigt, dass Glucosamin bei Arthrose die Schmerzen lindern kann.

Irisdiagnostik ist ein Verfahren, bei dem bestimmte Pigment-Veränderungen der Netzhaut Hinweise auf den Gesundheitszustand innerer Organe geben sollen. Die hierbei zugrunde liegenden Annahmen widersprechen den anatomischen und physiologischen Fakten. Die wenigen klinischen Studien zu diesem Thema stützen nicht die Validität des Verfahrens.

Kneipp-Therapie beruht auf den heute veralteten Vorstellungen des Pfarrers Sebastian Kneipp. Es gibt nur sehr wenige Studien, die die Wirksamkeit dieser Wasseranwendungen überprüfen. Die Evidenz zu den Kneipp'schen Therapien ist daher auch wenig überzeugend.

Neue Germanische Medizin ist die Heilkunde nach Ryke Geerd Hammer. Sie beruht auf absurden Vorstellungen, und ihre Wirksamkeit wurde nie nachgewiesen.

Neuraltherapie ist die Behandlung von sogenannten Störfeldern durch Unterspritzung mit einem Lokalanästhetikum, wodurch alle nur erdenklichen Krankheiten geheilt werden sollen. Die hierbei zugrunde liegenden Annahmen sind nicht plausibel und die wenigen klinischen Studien zu diesem Thema stützen nicht die Wirksamkeit des Verfahrens.

Orthomolekulare Medizin ist die Behandlung mit hoch-dosierten Vitamin-Kombinationen. Ihre Wirksamkeit ist nicht belegt. Nebenwirkungen sind nicht auszuschließen.

Pilates ist eine Übungstherapie, die auf dem Konzept der Muskelkontrolle basiert. Sie ist beispielsweise bei Rückenschmerzen wirksam.

Reflexzonenmassage ist eine Fußmassage, die davon ausgeht, dass auf unserer Fußsohle innere Organe abgebildet und durch Massage beeinflussbar sind. Diese Annahmen widersprechen den anatomischen und physiologischen Fakten. Die Behandlung ist zweifellos wohltuend und entspannend. Ob sie darüber hinaus auch die von den Anwendern behaupteten positiven Effekte bei bestimmten Leiden hat, ist zweifelhaft.

Tai-Chi ist eine fernöstliche meditative Bewegungstherapie. Sie kann vor allem älteren Menschen, die an Gleichgewichtsstörungen leiden, helfen und so Stürze und Verletzungen verhindern.

Vega-Test beruht auf den Annahmen der „Elektro-Akupunktur" und soll Aufschluss geben über die Leiden und die geeignete Behandlung des Patienten. Die wissenschaftliche Überprüfung dieser Methode zeigte, dass sie nicht valide ist.

Yoga – das sind zum einen rein körperliche Übungen, sogenannte Asanas. Andererseits ist Yoga auch ein Lebensstil, der Ernährung, Achtsamkeit, Atmung und vieles mehr umfasst. Die Übungen können bei einer Reihe von Leiden, z. B. Rückenschmerzen, hilfreich sein.

Bezüglich weiterführender Literatur zu den o. g. Themen wird auf eine andere Quelle verwiesen.[101]

---

101 Ernst, Edzard: Alternative Medicine: A Critical Assessment of 202 Modalities. 2.A. Springer 2022.

5 Was also sind die Faktoren, die eine Heilung oder Besserung bewirken können?

In den vorausgegangenen Kapiteln haben wir aus mehreren Perspektiven beleuchtet, dass der Satz „Wer heilt, hat recht“ unsinnig ist. Es ist aber dennoch unbestreitbar, dass viele Menschen sich nach dieser oder jener alternativmedizinischen Behandlung besser fühlen. Wenn es also nicht das alternativmedizinische Verfahren ist, das die Besserung oder gar Heilung bewirkt hat, welche Faktoren sind es dann? In diesem Abschnitt möchte ich dieser bereits mehrfach angeklungenen Frage etwas genauer nachgehen.

5.1 Placebo

In diesem Kapitel wird versucht, das Phänomen des Placebo-Effekts verständlich zu machen. Wir werden sehen, was diesem Phänomen zugrunde liegt, und dass ihm in der klinischen Forschung eine völlig andere Bedeutung zukommt als im klinischen Alltag.

Placebo ist eine Behandlung, die an sich unwirksam ist, aber ihre Wirkung vermittels des Kontexts erzielt, in dem die verabreicht wird – eine Behandlung also, die dem Patienten psychologischen Nutzen bringen kann, aber keine physiologischen Effekte hat. Das klassische Beispiel ist eine Zuckerpille, die im Prinzip unwirksam ist; wenn sie jedoch einem Schmerzpatienten verabreicht wird, der glaubt, es handle sich um ein potentes Analgetikum, so bewirkt selbst dieses Mittel eine beeindruckende Schmerzlinderung.

In einer klinischen Studie erhalten die Patienten der Kontrollgruppe häufig Placebos. Man sieht den Placebo-Effekt hier als einen Störfaktor, den es zu eliminieren gilt. Gehen wir davon aus, dass die zu untersuchende Therapie einen spezifischen Effekt sowie einen Placebo-Effekt hervorruft (was nicht ganz stimmt, da noch weitere Faktoren hinzukommen). Wenn wir dann die Größe des Placebo-Effekts dadurch bestimmen können, dass wir ihn als Ergebnis der Placebo-Behandlung in der Kontrollgruppe messen, so können wir unschwer errechnen, wie groß der spezifische Effekt der untersuchten Therapie war. Vereinfacht ausgedrückt erlaubt dieser Trick den Untersuchern zu differenzieren, welcher Anteil des Ergebnisses auf den spezifischen Effekt der getesteten Behandlung und welcher Teil auf den Placebo-Effekt zurückzuführen ist.

Im klinischen Alltag hat der Placebo-Effekt eine ganz andere Bedeutung. Hier ist er ein Phänomen, das jede Behandlung begleitet und ein Effekt, den der Behandler keineswegs eliminieren, sondern maximieren will. Wichtig ist zu verstehen, dass wir einem Patienten kein Placebo verabreichen müssen, damit er von einem Placebo-Effekt profitiert. Im Einzelfall ist es weder für den Behandler noch für den Patienten möglich zu sagen, wie viel des therapeutischen Erfolgs auf die verordnete Therapie zurückzuführen ist und wie viel davon durch einen Placebo-Effekt verursacht wurde.

Der Placebo-Effekt basiert im Wesentlichen auf zwei Phänomenen: 1) der unbewussten Konditionierung des Patienten – ähnlich der klassischen Konditionierung von Pavlovs Hunden – und 2) der bewussten Erwartung des Patienten und des Behandlers.

Die positiven Wirkungen vieler alternativer Therapien beruhen ganz entscheidend auf dem Placebo-Effekt. Einige Enthusiasten argumentieren, dies sei völlig in Ordnung; es spiele keine Rolle, wie eine Therapie funktioniert: Selbst wenn sie vermittels eines Placebo-Effekts wirkt, sei sie doch zwangsläufig dazu geeignet, einem Patienten zu helfen. Daher glauben sie, dass selbst Behandlungsformen, die nicht besser als ein Placebo wirken, legitim sind. Diese Auffassung ist jedoch fragwürdig, nicht zuletzt deshalb, weil (wie oben bereits betont) selbst wirksame Behandlungen neben ihrer spezifischen Wirkung auch einen Placebo-Effekt erzeugen. Das bedeutet, dass es nicht im Interesse des Patienten

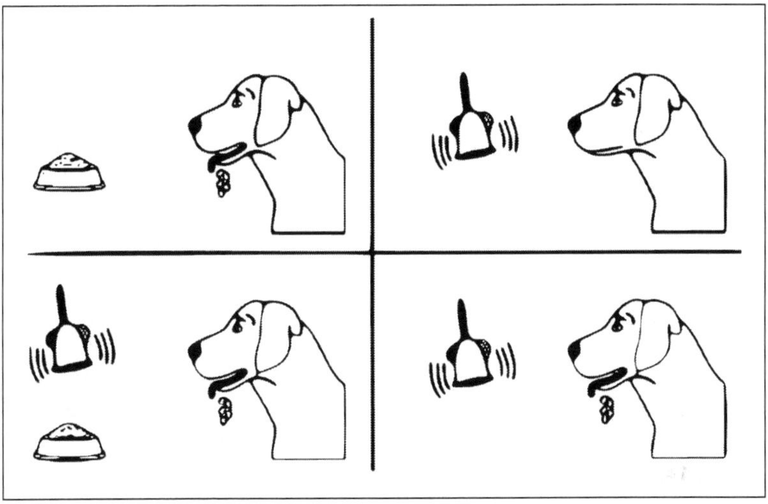

Abb. 10: Pavlovs Nachweis der Konditionierung

Ivan Pavlov registrierte die Speichelproduktion bei Hunden, denen er Futter gezeigt hatte. Sodann verband er das Füttern der Hunde regelmäßig mit Glockenläuten. Die Aussicht auf Nahrung zusammen mit dem Glockenläuten führte erwartungsgemäß zu einer vermehrten Speichelproduktion. Nachdem er diese Prozess lange genug wiederholt hatte, läutete Pavlov die Glocke ohne Nahrung zu zeigen. Das Ergebnis war, dass das Glockenläuten alleine bereits zu einer vermehrten Speichelproduktion führte.

Ähnlich geht es, wenn wir ein Placebo erhalten, von dem wir annehmen, dass es ein echtes Medikament ist. Wir sind durch viele Arztbesuche konditioniert, dass es uns nach einer Medikamenteneinnahme besser geht. So kommt es, dass sich dieser Effekt selbst dann bemerkbar macht, wenn wir ein inhaltsloses Placebo einnehmen.

sein kann, nur durch die Verabreichung einer unwirksamen Therapie einen Placebo-Effekt hervorzubringen.

Placebo-Effekte können auch unerwünschte Folgen haben; diese werden als Nocebo-Effekte bezeichnet und beziehen sich z. B. auf unerwünschte Wirkungen von Medikamenten, die ein Patient erfahren kann, wenn er ein Placebo erhält und annimmt, dass es sich um das aktive Medikament handelt.

5.2 Die Naturgeschichte der Erkrankung

Die meisten Erkrankungen haben relativ typische Verläufe. In vielen Situationen bessert sich eine Krankheit auch ohne Behandlung von ganz alleine. Dieses Phänomen kann sehr leicht eine Wirksamkeit selbst einer unwirksamen Therapie vortäuschen.

Sobald wir krank sind, liegt uns nichts mehr am Herzen, als gesund zu werden. Zu diesem Zweck wenden wir meist eine Therapie an. Wenn es uns dann nach einiger Zeit besser geht, nehmen wir automatisch an, dass die Therapie geholfen hat. Dabei wird aber vergessen, dass noch etliche andere Faktoren im Spiel sind. Wie können wir wissen, ob sich unser Leiden nicht auch ohne Behandlung gebessert hätte? Und wie können wir uns sicher sein, dass es ohne Therapie nicht vielleicht sogar schneller geheilt wäre? Die ehrliche Antwort lautet: Wir können es nicht wissen!

Ein ganz entscheidender Faktor, den wir vernachlässigen, ist hierbei die Naturgeschichte der Erkrankung, d. h. der natürliche Verlauf einer Krankheit. Mit diesem Begriff wird alles beschrieben, was so passiert, wenn eine Krankheit sich frei entwickelt, ohne behandelt zu werden. Wie der Name schon andeutet hängt die Naturgeschichte von der Natur der Erkrankung ab. Manche Krankheiten sind gutartig, andere sind es leider nicht. Hinzu kommt, dass Heilungsprozesse große individuelle Unterschiede aufweisen können. Sie hängen von zahlreichen Faktoren ab, beispielsweise:

- vom Allgemeinzustand des Betroffenen
- vom Verhalten des Patienten
- von den Lebensbedingungen des Betroffenen
- bei Infektionskrankheiten von der Virulenz der Krankheitserreger
- bei Vergiftungen von der Natur und Dosis des Gifts
- von genetischen Faktoren
- von den Umweltbedingungen

Trotz dieser Vielzahl möglicher Einflüsse, existiert für viele Erkrankungen eine typische Verlaufsform:

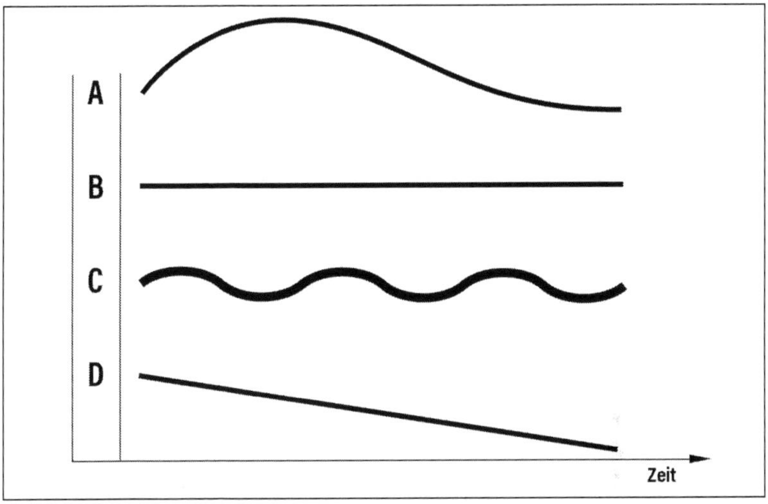

Abb. 11: Schematische Darstellung von unterschiedlichen Krankheitsverläufen

A Allmähliche Besserung, nachdem die Erkrankung ihren Zenit überschritten hat

B Konstante Beschwerden über lange Zeit

C Ständiges Auf und Ab

D Zunehmende Verschlechterung

- Steigerung der Symptomatik bis zum Gipfel, danach allmählicher Rückgang. (Beispiele: Schnupfen, Verletzungen)
- Langfristig konstante Beschwerden (Beispiele: Psoriasis, Kurzsichtigkeit)
- Langfristig fluktuierende Symptomatik (Beispiele: Multiple Sklerose, Migräne)
- Zunehmende Verschlechterung (Beispiele: Krebs, Arthrose)

Falls eine Therapie während einer Phase initiiert wird, in der die Krankheit oder die Beschwerden sowieso besser geworden wären, bekommt man sehr leicht den Eindruck, dass selbst eine völlig wirkungslose Therapie wirksam war. Dergleichen passiert in der täglichen Praxis tausendfach. Aber auch in der Forschung ist es leicht, diesem Irrtum zu unterliegen. Hier zwei Beispiele aus rezenten Publikationen.

Studie mit Krebspatienten[102]
Ziel dieser Studie war es, die Auswirkungen einer Kurkuma-Supplementierung auf die Lebensqualität und hämatologische Parameter bei Brustkrebspatientinnen, die eine Paclitaxel-Chemotherapie erhielten, zu ermitteln. Die Lebensqualität von 60 Patienten wurde anhand eines Standardfragebogens bewertet, und weitere Parameter wurden aus den Krankenakten der Patientinnen erfasst. Eine Kurkuma-Supplementierung über 21 Tage führte zu einer klinisch relevanten und statistisch signifikanten Verbesserung des allgemeinen Gesundheitszustands, der Symptome (Müdigkeit, Übelkeit, Erbrechen, Schmerzen, Appetitlosigkeit, Schlaflosigkeit) und einiger Labor-Parameter. Die Autoren kamen zu dem Schluss, dass *die Kurkuma-Supplementierung bei Brustkrebspatientinnen die Lebensqualität verbesserte, eine Linderung der Symptome bewirkte und die hämatologischen Parameter verbesserte.*

Studie mit COVID-Patienten[103]
Ziel dieser Untersuchung war es, die Wirkung einer ergänzenden individuellen homöopathischen Behandlung bei hospitalisierten Patienten mit bestätigter symptomatischer SARS-CoV-2-Infektion zu beschreiben. Dreizehn Patienten mit COVID-19 wurden in die Studie aufgenommen. Ein homöopathischer Arzt behandelte alle stationären COVID-19-Patienten homöopathisch. Die hochpotenzierten homöopathischen Arzneimittel wurden oral verabreicht. Zwölf Patienten (92 %) wurden nach 14 Tagen ohne relevante Folgeerscheinungen entlassen. Nur ein Patient verstarb. Bei den 12 überlebenden Patienten wurde eine zeitabhängige Verbesserung der klinischen Symptome beobachtet.

---

102 Kalluru, H. / Kondaveeti, SS / Telapolu, S. / Kalachaveedu, M.: Turmeric supplementation improves the quality of life and hematological parameters in breast cancer patients on paclitaxel chemotherapy: A case series. Complement Ther Clin Pract. 2020 Nov;41:101247. doi: 10.1016/j.ctcp.2020.101247. Epub 2020 Oct 13. PMID: 33099272.

103 Takacs, M. / Frass, M. / Walder, G. / Fibert, P. / Rottensteiner, M. / Glück, W. / Lechleitner, P. / Oberbaum, M. / Leisser, I. / Chandak, K. / Panhofer, P. / Weiermayer, P.: Adjunctive homeopathic treatment of hospitalized COVID-19 patients (COVIHOM): A retrospective case series. Complement Ther Clin Pract. 2021 Aug;44:101415. doi: 10.1016/j.ctcp.2021.101415. Epub 2021 May 11. PMID: 33989861; PMCID: PMC8110319.

Sechs (46 %) waren kritisch erkrankt und wurden auf der Intensivstation behandelt. Die mittlere Aufenthaltsdauer der fünf überlebenden Patienten auf der Intensivstation betrug 19 Tage. Die Autoren kamen zu dem Schluss, dass *eine ergänzende homöopathische Behandlung hilfreich sein kann, um Patienten mit COVID-19 zu behandeln.*

Dass Kurkuma die Lebensqualität von Krebspatienten positiv beeinflusst, ist nicht völlig auszuschließen (Kapitel 4.6); dass jedoch Homöopathie bei COVID-Infektionen wirksam ist, erscheint höchst unwahrscheinlich (Kapitel 4.1). In jedem Fall kann aus den in diesen Studien vorgelegten Daten nicht auf die Wirksamkeit dieser Therapien geschlossen werden. In derartigen Untersuchungen – von denen es im Bereich der Alternativmedizin eine Unmenge gibt – ist es schlichtweg unmöglich, zwischen der Naturgeschichte der Erkrankungen und möglichen Therapieeffekten zu differenzieren. Dazu bedarf es einer kontrollierten Studie (Kapitel 1.2). In den o. g. Fällen wäre es relativ leicht möglich gewesen, eine solche Studie durchzuführen; da jeweils alle Patienten zusätzlich konventionell behandelt wurden, wäre das auch aus ethischer Sicht machbar gewesen.

Fazit

Der natürliche Verlauf einer Erkrankung kann einen therapeutischen Erfolg vortäuschen. In solchen Fällen ist der Spruch „Wer heilt, hat recht“ nicht nur falsch, sondern auch gefährlich. Er veranlasst den Patienten zu glauben, dass unwirksame Behandlungsweisen wirksam seien; wenn er dann einmal ernstlich krank wird, greift er womöglich auf eine unwirksame Therapie zurück, mit der er vermeintlich gute Erfahrung gemacht hat. Im schlimmsten Fall kann ihm das sein Leben kosten.

5.3 Regression zur Mitte

Die Regression zur Mitte ist ein statistisches Phänomen, das besagt, dass sich Extremwerte im Verlauf der Zeit in Richtung Mittelwert bewegen. Dieser Effekt kann sehr leicht die Wirksamkeit auch einer unwirksamen Behandlung vortäuschen.

Das Prinzip der „Regression zur Mitte" wurde von Sir Francis Galton, einem Vetter von Charles Darwin, entdeckt. Er stellte es erstmals 1877 in der Londoner *Royal Institution* vor. Damals hatte er den Zusammenhang zwischen der Körpergröße von Kindern und deren Eltern untersucht und beobachtet, dass die Kinder ungewöhnlich großer Eltern in der Regel kleiner, die Kinder außergewöhnlich kleiner Eltern aber größer als ihre Eltern waren. Mit anderen Worten, die Größe der Kinder tendierte zum Mittelwert hin. Dieses Phänomen bezeichnete Galton als „regression towards mediocrity".

Allgemein ausgedrückt ist Regression zur Mitte (RZM) das Prinzip, dass Extremwerte (oft auch „Ausreißer" genannt) bei wiederholten Messungen dazu neigen, zum Mittelwert zurückzukehren. Es handelt sich im Wesentlichen um nichts anderes als eine statistische Fluktuation. Unser Bedürfnis, kausale Erklärungen selbst dort zu finden, wo keine existieren, führt uns jedoch auch hier gerne zu Fehlinterpretationen.

In seinem Buch *Langsames Denken, schnelles Denken*[104] gibt uns Daniel Kahnemann einige passende Beispiele für eine RZM und die Fehlschlüsse, die man daraus ziehen kann:

- Ein Kommandant befehligt zwei militärische Einheiten; eine erleidet 20 % und eine andere 50 % Verluste in einem Einsatz. Er lobt die erste und tadelt die zweite. Beim nächsten Einsatz kehren die beiden Einheiten mit den entgegengesetzten Ergebnissen zurück. Aus dieser Erfahrung „lernt" er, dass Lob die Leistung schwächt und Tadel sie erhöht.
- Sportler zeigen enttäuschende Ergebnisse, nachdem sie auf dem Cover eines Sport- Magazins abgebildet waren. Dies wird damit er-

104 Kahneman, Daniel: Schnelles Denken, langsames Denken. Penguin 2016.

klärt, dass Athleten unter dem Druck, im Rampenlicht zu stehen, zusammenbrechen.

- Die Zeitschrift *Fortune* veröffentlicht eine Liste der „Most Admired Companies". Die Firmen mit den schlechtesten Bewertungen erzielen dann höhere Aktienrenditen als die besten Firmen. Die irrtümliche Erklärung: Top-Firmen ruhen sich auf ihren Lorbeeren aus, während die schlechtesten Firmen durch ein nachteiliges Ranking angespornt werden.

In der Heilkunde kann eine an sich unwirksame Therapie vermittels der RZM wirksam erscheinen. Nehmen wir einmal an, Sie leiden unter ungewöhnlich starken Kopfschmerzen und konsultieren deswegen einen Homöopathen, der ihnen ein homöopathisches Mittel verschreibt. Sie nehmen es einige Tage lang regelmäßig ein, und – siehe da! – die Schmerzen sind erheblich besser. Sowohl Sie wie auch Ihr Homöopath schreiben diesen Erfolg dann spontan dem Homöopathikum zu. Homöopathie-Kritiker würden ihn vielleicht eher als das Resultat eines Placebo-Effekts deklarieren. Die RZM legt nahe, dass möglicherweise beide unrecht haben. Die beobachtete Schmerzlinderung kann alleine durch die Regression zur Mitte verursacht werden: Sie gingen nämlich deshalb zu einem Therapeuten, weil ihre Beschwerden gerade besonders schlimm waren. Mit anderen Worten, sie waren stärker als der Mittelwert. Dass dann in der Folge eine Rückkehr zum Mittelwert, also eine symptomatische Besserung, eintrat, kann ausschließlich durch die RZM bedingt sein. Das heißt, selbst ohne jeglichen spezifischen Effekt des Homöopathikums und bei völligem Fehlen eines Placebo-Effekts ist es aufgrund der RZM zu erwarten, dass sich Ihre anfangs ungewöhnlich starken Schmerzen bessern.

In diesem Beispiel ähnelt die RZM der im vorhergehenden Kapitel diskutierten Naturgeschichte der Erkrankung. Der Unterschied der beiden Phänomene besteht darin, dass die Naturgeschichte der Erkrankung ein biologisches Phänomen ist, während es sich bei der RZM um ein statistisches Phänomen handelt, das auch in der unbelebten Welt zu beobachten ist. Das macht ein weiteres Beispiel deutlich: Stellen Sie sich vor, Sie würfeln beim Spielen drei Sechsen (das entspricht den ungewöhnlich starken Schmerzen im obigen Beispiel). Nun würfeln Sie ein zweites Mal; mit großer Wahrscheinlichkeit ist die Summe jetzt

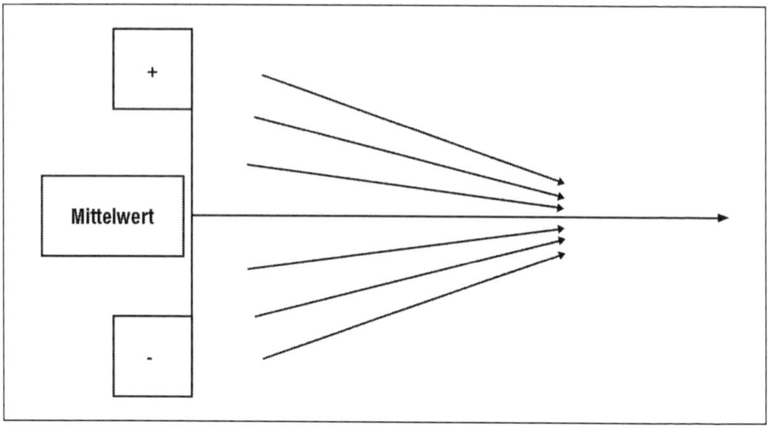

Abb. 12: Regression zur Mitte
Abweichungen vom Mittelwert (M) haben die Tendenz, sich in Richtung M zu bewegen.

weniger als zuvor (was der Schmerzreduktion im obigen Beispiel entspricht).

Im Einzelfall ist es nur selten möglich festzustellen, welchen Beitrag die RZM zu einer vermeintlichen „Heilung" geleistet hat (das ist einer der Gründe, weshalb wir zur Beurteilung der Wirksamkeit einer Therapie immer eine kontrollierte Studie benötigen (Kapitel 1.2)). Konsens besteht allerdings darüber, dass dieses Phänomen große Bedeutung hat und mindestens ebenso wichtig wie die Naturgeschichte der Erkrankung (Kapitel 5.2) und der Placebo-Effekt (Kapitel 5.1) ist.

Fazit

Das Phänomen der RZM kann ganz erheblich dazu beitragen, dass selbst völlig unwirksame Behandlungsformen als wirksam imponieren. Das heißt, dass unsere eigene Erfahrung diesbezüglich denkbar unzuverlässig ist. Und das wiederum bestätigt einmal mehr, dass der Spruch „Wer heilt, hat recht" unzutreffend ist.

5.4 Die Beziehung zum Behandler

Die Beziehung zu einem Therapeuten kann erheblichen Einfluss ausüben auf den Erfolg einer Therapie. Auf diese Weise kann auch bei Anwendung einer unwirksamen Behandlungsweise die Linderung eines Leidens erreicht werden. In solchen Fällen kommt es dann leicht zu einen falsch-positiven Urteil über das therapeutische Verfahren.

Der Satz „Wer heilt, hat recht" könnte in einer ganz bestimmten Situation sogar eine gewisse Berechtigung haben, nämlich wenn ein Behandler vermittels seiner Empathie und Zuwendung zum Patienten einen therapeutischen Erfolg erzielt. Dann kann er sogar ein unwirksames Verfahren einsetzen und dennoch eine Linderung eines Leidens erreichen.

Die Beziehung des Patienten zum Behandler kann verschiedene Formen annehmen. In der Vergangenheit wurde im Zusammenhang mit Ärzten oft vom „Halbgott in Weiß" gesprochen. In der konventionellen Medizin ist heute jedoch eine paternalistische Haltung des Arztes eher verpönt. In der Alternativmedizin ist sie dagegen noch weit verbreitet. Während konventionelle Ärzte eine kooperative Zusammenarbeit mit ihren Patienten anstreben, sie als mündige Individuen respektieren, und sie evidenzbasiert aufklären, stößt ein solches Vorgehen in der Alternativmedizin oft auf ganz erhebliche Hindernisse.

Stellen Sie sich vor, Sie haben einen Heilpraktiker wegen Kopfschmerzen konsultiert. Er verschreibt Ihnen ein Homöopathikum, bittet Sie, es regelmäßig einzunehmen und vereinbart einen neuen Termin in zwei Wochen. In dieser und vielen anderen Situationen ist eine wirklich evidenzbasierte Aufklärung kaum möglich. Heilpraktiker sind in aller Regel nicht ausreichend ausgebildet, um die Differenzialdiagnose des Kopfschmerzes zu überschauen. Eine evidenzbasierte Aufklärung und kausale Therapie sind daher oft nur schwer denkbar. Bezüglich des Homöopathikums z. B. müsste eine evidenzbasierte Aufklärung etwa folgende Information beinhalten:

- Das Mittel enthält keine aktiven Inhaltsstoffe.
- Seine Wirksamkeit ist nicht belegt.

- Es existieren zahlreiche Behandlungsformen des Kopfschmerz, deren Wirksamkeit nachgewiesen ist.
- Das Homöopathikum hat bestenfalls eine Placebo-Wirkung.

In der Praxis findet eine derartige Aufklärung fast nie statt. Der Grund liegt auf der Hand: Die wenigsten Patienten würden einer Behandlung zustimmen, wenn ihnen die Wahrheit erklärt würde.

So ist es vielleicht verständlich, dass alternative Behandler eher zu einer paternalistischen Haltung neigen. Im o. g. Fall würde das etwa die folgende Information beinhalten:

- Das Mittel ist altbewährt.
- Seine Wirksamkeit hat sich vielfach gezeigt.
- Für ihr Leiden ist es meiner Erfahrung gemäß eine gute Therapie.
- Das Homöopathikum wird ihnen also sicher helfen.

Damit das alles beim Patienten richtig ankommt, ist es notwendig, dass der Heilpraktiker sich als „Halbgott in Weiß" aufbaut. Dies erreicht er, indem er verständnisvoll auf den Patienten eingeht, genug Zeit zum Zuhören hat, ein hohes Maß an Empathie an den Tag legt, und einleuchtende (aber leider oft unrichtige) Erklärungen für alles anbietet. In ihrer Gesamtheit tragen diese Faktoren dann dazu bei, dass eine vertrauensvolle und oft warme therapeutische Beziehung aufgebaut wird. Und genau das wünschen sich viele Patienten, die sich alternativmedizinisch behandeln lassen.[105] Dergleichen kommt leider oft in der notorischen Zeitnot, unter der die konventionelle Medizin leidet, viel zu kurz.[106]

Dass eine solche Beziehung dann auch positive Auswirkungen auf den Heilerfolg hat, liegt wohl auf der Hand und ist keine theoretische Annahme.[107] Hier meine Übersetzung der Ergebnisse meiner Arbeitsgruppe:

---

105 Ernst, E. / Hung, SK: Great expectations: what do patients using complementary and alternative medicine hope for? Patient. 2011;4(2):89-101. doi: 10.2165/11586490-000000000-00000. PMID: 21766898.

106 Ernst E, Resch KL, Hill S. Do complementary practitioners have a better bedside manner than physicians? J R Soc Med. 1997 Feb;90(2):118-9. doi: 10.1177/014107689709000226. PMID: 9068448; PMCID: PMC1296162.

107 Di Blasi, Z. / Harkness, E. / Ernst, E. / Georgiou, A. / Kleijnen, J.: Influence of context effects on health outcomes: a systematic review. Lancet. 2001 Mar 10; 357(9258):757-62. doi: 10.1016/s0140-6736(00)04169-6. PMID: 11253970.

> Wir identifizierten 25 randomisierte Studien. 19 untersuchten die Auswirkungen der Beeinflussung der Behandlungserwartungen der Patienten, von denen die Hälfte signifikante Effekte fand. Keine der Studien untersuchte die Effekte der emotionalen Betreuung allein, aber vier Studien bewerteten eine Kombination aus kognitiver und emotionaler Betreuung. Drei dieser Studien zeigten, dass die Beeinflussung der Erwartungen der Patienten durch positive Informationen über die Behandlung oder die Krankheit bei gleichzeitiger Unterstützung oder Beruhigung die gesundheitlichen Ergebnisse signifikant beeinflusste.
>
> Es gibt viel Inkonsistenz in Bezug auf emotionale und kognitive Betreuung; dennoch zeigt ein relativ konsistentes Ergebnis, dass Ärzte, die eine warme, freundliche und beruhigende Art an den Tag legen, effektiver sind als diejenigen, die Konsultationen formal halten und kein Mitgefühl anbieten.

Vielleicht am eindrücklichsten wurde der Effekt der therapeutischen Beziehung 2009 in einer Studie von amerikanischen Forschern dargestellt. Sie teilten 350 Patienten mit einem banalen Schnupfen in zwei Gruppen ein; eine wurde von einem empathischen Arzt und die andere von einem diesbezüglich nicht speziell geschulten Arzt behandelt. Die Ergebnisse zeigten, dass die zweitgenannte Gruppe 8 Tage lang an Schnupfen litt, während die erstgenannte Gruppe nur 7 Tage Symptome angab.[108]

Wenn ein Behandler vermittels seiner Zuwendung zum Patienten einen therapeutischen Erfolg erzielt, kann es vielleicht unter Verwendung eines unwirksamen Verfahrens zu einer Linderung eines Leidens kommen. Aber dennoch hat derjenige, der so heilt, nicht uneingeschränkt recht. Wirklich recht hat nur derjenige, der sowohl vermittels einer guten Arzt-Patienten Beziehung wie auch einer effektiven Therapie ein optimales Ergebnis erzielt – das eine schließt das andere nämlich nicht aus.

---

108 Rakel, DP / Hoeft, TJ / Barrett, BP / Chewning, BA / Craig, BM / Niu, M.: Practitioner empathy and the duration of the common cold. Fam Med. 2009 Jul-Aug;41(7):494-501. PMID: 19582635; PMCID: PMC2720820.

5.5 Konventionelle Behandlungen

Kranke Menschen neigen dazu, mehrere Therapieformen gleichzeitig anzuwenden. In solchen Fällen ist es nicht möglich zu sagen, welche davon geholfen hat. Somit können unwirksame Verfahren fälschlicherweise als wirksam eingestuft werden.

Wenn es einem Patienten nach einer Behandlung mit einem alternativen Verfahren besser geht, dann ist man versucht zu glauben, die Therapie sei vielleicht doch wirksam gewesen. Gehen wir der Sache dann etwas genauer nach, müssen wir nicht selten feststellen, dass es eine zusätzlich verwendete konventionelle Behandlung war, die die Besserung bewirkt hat.

Ein konkretes Beispiel kann diese Situation erläutern: Stellen wir uns vor, Sie leiden unter häufig wiederkehrenden Magenschmerzen. Ihr Homöopath hat Ihnen dafür ein Mittel gegeben, das ausgezeichnet zu helfen scheint. In Ihrem Bekanntenkreis kommt man auf die Homöopathie zu sprechen – ihre eher skeptischen Freunde lachen Sie aus, als Sie berichten, dass Sie auf Homöopathie schwören.

„Wer heilt, hat recht", erwidern Sie. Ihre Freunde haben dem nichts entgegenzusetzen und wechseln das Thema. Als Sie später wieder zu Hause sind, meint Ihr Partner, der die Diskussion kommentarlos mitverfolgt hat: „Ich weiß ja, dass Du ein Homöopathie-Anhänger bist, aber so ganz nehme ich Dir Deine Geschichte nicht ab. Was Du in der Runde tunlichst verschwiegen hast, ist die Tatsache, dass Du zusätzlich zu Deinen Globuli auch immer andere Mittel nimmst und Dich dann für eine Stunde mit einer Wärmflasche und etwas Kamillentee ins Bett legst. Wer sagt Dir, dass Dir tatsächlich das Homöopathikum und nicht die Bettruhe oder der Kamillentee helfen? Vielleicht würden Deine Beschwerden ohne Globuli sogar schneller verschwinden?"

Es ist unstrittig, dass viele Menschen, wenn sie sich nicht wohlfühlen, alles tun, um wieder auf den Damm zu kommen. Und wenn kurz darauf eine Besserung eintritt, glauben insbesondere diejenigen, die von einer bestimmten Therapie überzeugt sind, dass diese und nicht eine andere Maßnahme der Grund für die Besserung war. Im Einzelfall ist es jedoch schlichtweg unmöglich zu sagen, was wirklich geholfen hat.

Dergleichen trifft natürlich nicht nur auf den Bereich der Selbstbehandlung zu. Auch wenn Sie einen Arzt oder Heilpraktiker konsultieren, werden häufig mehrere Behandlungsstrategien gleichzeitig verfolgt. Selbst medizinische Publikationen machen keinen Hehl aus dieser Polypragmasie. Dazu wieder ein Beispiel, das sich mit der Behandlung von Kopfschmerzen befasst:

Bei Spannungskopfschmerzen sind viele unterschiedliche Behandlungsweisen vorstellbar. In Anbetracht der vermutlich multifaktoriellen Pathogenese ist bei Patienten mit chronischem Spannungskopfschmerz ein mehrdimensionaler Therapieansatz erforderlich. Als Basistherapie werden in der Regel Antidepressiva (Thymoleptika) verordnet. Zusätzlich ist der Einsatz nicht- medikamentöser, auf die individuelle Symptomatik abgestimmter therapeutischer Maßnahmen wie EMG-Biofeedback, andere Entspannungstechniken, Massage, Physiotherapie und – in ausgewählten Fällen – Psychotherapie oder Akupunktur ratsam.

Stellen wir uns also vor, dass ein Arzt einem Kopfschmerzpatienten Antidepressiva, Analgetika, Entspannungstherapie und Akupunktur verschreibt. Daraufhin bessern sich dessen Schmerzen. Wenn nun der Arzt ein Verfechter der Akupunktur ist, so wird er mit großer Wahrscheinlichkeit feststellen, dass es die Akupunktur war, die dem Patienten geholfen hat.

Mit anderen Worten, in den vielen Fällen, in denen Kranke mehr als eine Therapie einsetzen, ist es kaum möglich zu wissen, welche geholfen hat. In solchen Situationen kommt es oft vor, dass unwirksame Behandlungsweisen als wirksam deklariert werden.

5.6 Trügerische Diagnostik

Im Bereich der Alternativmedizin passiert es regelmäßig, dass einem Patienten mitgeteilt wird, er habe diese oder jene Erkrankung. Nach einer längeren Serie mit alternativen Verfahren wird ihm dann verkündet, er sei geheilt. Tatsache ist jedoch, dass er die besagte Erkrankung niemals hatte. Auf diese Weise kann eine Fehldiagnose dazu führen, dass unwirksame Behandlungsweisen wirksam erscheinen.

Wir sprechen häufig von der Alternativmedizin, als ob es sich dabei ausschließlich um therapeutische Verfahren handle. Dabei vergessen wir, dass alternative Behandler eine bizarre Vielfalt von alternativen diagnostischen Methoden einsetzen, mit denen sie Krankheiten aufspüren wollen. Das führende Lehrbuch der Heilpraktiker[109] nennt z. B. folgende naturheilkundliche Diagnoseverfahren:

- Antlitzdiagnose
- Irisdiagnose (Iridologie)
- Kinesiologie
- Reflexzonendiagnose
- Segmentdiagnose
- Zungendiagnose

Im Folgenden möchte ich diejenigen Verfahren, zu denen wenigstens ein Minimum an wissenschaftlichen Daten existiert, kurz beschreiben:

Die **Angewandte Kinesiologie** (AK) ist eine Methode zur Diagnose von Krankheiten sowie zur Identifizierung von angeblich geeigneten Behandlungsformen. Sie wurde in den 1960er Jahren von einem US-amerikanischen Chiropraktiker entwickelt. Er postulierte, dass die manuelle Beurteilung der relativen Kraft bestimmter Muskelgruppen eines Patienten diagnostische Hinweise liefert. Es wurden mehrere wissenschaftliche Untersuchungen zur AK veröffentlicht, die meisten davon sind jedoch von sehr schlechter Qualität. Die einzige systematische Übersichtsarbeit umfasste 22 Untersuchungen zum Thema und kam zu

109 Bierbach, Elvira: Naturheilpraxis heute: Lehrbuch und Atlas, 6.A., München 2016.

dem Schluss, dass „keine ausreichenden Belege existieren für die diagnostische Genauigkeit der AK, die eine Validität der Muskelreaktion oder Wirksamkeit der AK für irgendeine Krankheit aufzeigen".[110]

Die **Iridologie** ist eine diagnostische Methode, die auf der Annahme beruht, dass Pigmentierungen an bestimmten Stellen der Iris weitreichende diagnostische Hinweise liefern. Iridologen glauben, dass die Iris ein „Spiegel unseres Körpers" sei. Jede relevante Abnormalität auf der rechten Körperhälfte wird sich auf der rechten Iris zeigen und Probleme auf der linken Seite werden sich auf der linken Iris zeigen. Iridologen gehen davon aus, dass die Iris über eine Vielzahl von Nervenbahnen mit allen Organen verbunden ist, und sind überzeugt, dass sich daher jede körperliche Fehlfunktion als Pigmentstörung auf der Iris darstellt. Diese Annahmen stehen nicht im Einklang mit der Anatomie oder Physiologie des menschlichen Körpers. Mehrere Studien haben die Validität der Iridologie geprüft. Eine systematische Übersicht zu diesen Daten kam zu dem Schluss, dass die Validität der Iridologie als Diagnostikum nicht durch wissenschaftliche Daten gestützt wird.[111]

Bei der **Dunkelfeld-Mikroskopie** wird eine kleine Blutprobe unter einem Dunkelfeldmikroskop untersucht. Dabei kann der Patient seine eigenen Blutzellen vergrößert auf einem Bildschirm betrachten und bekommt alle möglichen Erklärungen für die beobachteten Phänomene. Das mag den Patienten beeindrucken, die Ergebnisse der einzigen zwei Studien zeigen jedoch, dass die Methode unzuverlässig ist.[112]

---

110 Hall, S. / Lewith, G. / Brien, S. / Little, P.: A review of the literature in applied and specialised kinesiology. Forsch Komplementmed. 2008 Feb;15(1):40-6. doi: 10.1159/000112820. PMID: 18334813.

111 Ernst, E.: Iridology: A systematic review. Forsch Komplementarmed. 1999 Feb;6(1):7-9. doi: 10.1159/000021201. PMID: 10213874.

112 El-Safadi, S. / Tinneberg, HR / von Georgi, R. / Münstedt, K. / Brück, F.: Erlaubt die Dunkelfeldmikroskopie nach Enderlein die Diagnose von Krebs? Eine prospektive Studie [Does dark field microscopy according to Enderlein allow for cancer diagnosis? A prospective study]. Forsch Komplementarmed Klass Naturheilkd. 2005 Jun;12(3):148-51. German. doi: 10.1159/000085212. Epub 2005 Jun 23. PMID: 15985779.
Teut, M. / Lüdtke, R. / Warning, A.: Reliability of Enderlein's darkfield analysis of live blood. Altern Ther Health Med. 2006 Jul-Aug;12(4):36-41. PMID: 16862741.

Reflexzonendiagnose. Anhänger dieses Verfahrens gehen davon aus, dass auf unserer Fußsohle alle unsere inneren Organe abgebildet sind. Spüren sie Verhärtungen an bestimmten Stellen der Fußsohle, sehen sie darin einen Hinweis, dass das entsprechende Organ erkrankt ist. Diese Vorstellungen widersprechen unseren Kenntnissen von Anatomie und Physiologie. Unsere eigene Studie kam zu dem Schluss, dass „die Ergebnisse nicht darauf hindeuten, dass Reflexologie eine brauchbare Diagnosemethode ist".[113]

Die **Pulsdiagnose** ist eine Technik, die in der Traditionellen Chinesischen Medizin (TCM) und einigen weiteren asiatischen Traditionen verwendet wird, um die Ursache einer Krankheit durch das Fühlen des Pulses am Handgelenk eines Patienten zu identifizieren. Konventionelle Ärzte fühlen den Puls, um die Regelmäßigkeit und Frequenz des Herzschlags zu überprüfen; diese herkömmliche Form des Pulstastens ist zweifelsohne nützlich. Dagegen hoffen TCM-Praktiker ganz andere Qualitäten des Pulses zu ertasten, die angeblich Informationen über den Gesundheitszustand eines Patienten liefern. In einer Studie wurde die Zuverlässigkeit der Pulsdiagnose getestet, indem man mehrere erfahrene Behandler dieselben Patienten diagnostizieren ließ und ihre Ergebnisse verglich. Die Autoren kamen zu dem Schluss, dass eine ausreichende Zuverlässigkeit bei der Pulsdiagnose bei Schlaganfallpatienten nicht gegeben ist.[114]

Der **Vega-Test** ist eine Methode, die auf der Elektroakupunktur nach Voll basiert. Sie wurde ursprünglich als Hilfsmittel zur Verordnung homöopathischer Mittel entwickelt. Voll ging davon aus, dass an einem Akupunkturpunkt als Reaktion auf Substanzen, die in einen elektrischen Stromkreis eingebracht werden, Veränderungen der elektrischen Leitfähigkeit der Haut auftreten. Die einzige belastbare Überprüfung

---

113 Williamson, J. / White, A. / Hart, A. / Ernst, E.: Randomised controlled trial of reflexology for menopausal symptoms. BJOG. 2002 Sep;109(9):1050-5. doi: 10.1111/j.1471-0528.2002.01504.x. PMID: 12269681.

114 Ko, MM / Park, TY / Lee, JA / Choi, TY / Kang, BK / Lee, MS: Interobserver reliability of pulse diagnosis using Traditional Korean Medicine for stroke patients. J Altern Complement Med. 2013 Jan;19(1):29-34. doi: 10.1089/acm.2011.0612. Epub 2012 Sep 6. PMID: 22954463; PMCID: PMC3546413.

der Methode kam zu dem Schluss, dass der Vega-Test nicht zur Diagnose von Umweltallergien verwendet werden kann.[115]

Um sicherzustellen, dass ein diagnostisches Verfahren aussagekräftige Ergebnisse liefert, muss es bestimmte Kriterien erfüllen. Zum Beispiel müssen die Ergebnisse reproduzierbar sein und sie müssen zuverlässig zwischen normal und abnormal, also zwischen gesund und ungesund, differenzieren. Nur wenn diese Kriterien erfüllt sind, können wir die Methode als valide einstufen. Das Hauptproblem mit den o. g. alternativen Diagnoseverfahren ist, dass sie nicht valide sind.[116] Und das wiederum bedeutet, dass sie zu falschen Diagnosen führen. Dabei muss zwischen falsch-positiven und falsch-negativen Diagnosen unterschieden werden.

Stellen Sie sich vor, Sie konsultieren einen Heilpraktiker, weil Sie sich seit ein paar Wochen nicht wohl fühlen. Er untersucht Sie mit diversen diagnostischen Verfahren, was bei Ihnen den Eindruck erweckt, dass er äußerst gründlich vorgeht. Daher haben Sie auch keinen Grund, ihm zu misstrauen, als er Ihnen mitteilt, dass Ihnen nichts weiter fehlt. Sie gehen erleichtert nach Hause, aber Ihr Unwohlsein will nicht verschwinden. Einige Monate später gehen Sie daher doch zu einem richtigen Arzt, der weitere Untersuchungen anordnet und schließlich einen Darmkrebs diagnostiziert. Die falsch-negative Diagnose Ihres Heilpraktikers hat Sie wertvolle Zeit gekostet, in der der Krebs munter weiter wachsen konnte und Ihre Aussicht auf Heilung somit deutlich verschlechterte.

Von einer falsch-positiven Diagnose sprechen wir, wenn Ihr Behandler etwas diagnostiziert, das in Wirklichkeit gar nicht vorhanden ist. Stellen Sie sich vor, Sie konsultieren Ihren Heilpraktiker, der mit nicht validen Methoden wie z. B. dem Vega-Test eine energetische Dys-

---

115 Lewith, GT / Kenyon, JN / Broomfield, J. / Prescott, P. / Goddard, J. / Holgate, ST: Is electrodermal testing as effective as skin prick tests for diagnosing allergies? A double blind, randomised block design study. BMJ. 2001 Jan 20;322(7279):131-4. doi: 10.1136/bmj.322.7279.131. PMID: 11159567; PMCID: PMC26588.

116 Ernst, E. / Hentschel, C.: Diagnostic methods in complementary medicine. Which craft is witchcraft? Int J Risk Saf Med. 1995;7(1):55-63. doi: 10.3233/JRS-1995-7106. PMID: 23511672.

balance feststellt. Diese behandelt er über Monate mit diversen homöopathischen Mitteln. Kurz bevor Sie davon die Nase voll haben – nicht zuletzt, weil es ordentlich ins Geld geht –, verkündet der Heilpraktiker nach erneuter Diagnostik, dass dank seiner Intervention ihr Leiden nunmehr geheilt sei.

Während eine falsch-negative Diagnose lebensgefährlich sein kann, ist eine falsch-positive Diagnose meist weniger gefährlich. Sie ist jedoch im hohen Maße dazu geeignet, eine unwirksame Therapie als wirksam hinzustellen; denn nichts lässt sich besser „heilen" als eine Krankheit, die Sie nie hatten! Wer heilt, hat recht? In solchen Fallen sicher nicht, denn hier wurde nicht geheilt, sondern nur geneppt.

6 Die Risiken der Alternativmedizin

Befürworter von alternativmedizinischen Verfahren behaupten, dass ihre Methoden ganz oder nahezu frei von Risiken seien und betonen gleichzeitig, wie gefährlich doch viele konventionelle Behandlungen sind. Derartige Annahmen werden nicht zuletzt durch die Presse[117] und einschlägige Literatur [118] verbreitet. Sie bewegen viele Konsumenten dazu, Alternativmedizin anzuwenden.[119] Auch wenn wir ständig Aussagen über die Nebenwirkungsarmut alternativer Verfahren hören, so sind sie dennoch nicht richtig:

- Wie wir in diesem Abschnitt sehen werden, sind alternativmedizinische Methoden mit erheblichen Risiken belastet.
- Der Wert einer Therapie wird nicht durch ihr absolutes Risiko bestimmt, sondern durch das Nutzen/Risiko-Verhältnis.

Mir erscheint es sinnvoll, die Risiken in direkte (durch die Therapie an sich verursacht) und indirekte (durch den Kontext bedingt) einzuteilen.

---

117 Media Influence on the Perceived Safety of Dietary Supplements for Children: A Content Analysis of Spanish News Outlets, https://www.mdpi.com/2072-6643/17/6/951.

118 Zenone, M. / van Schalkwyk, M. / Hartwell, G. / Caulfield, T. / Maani, N.: Selling Misleading „Cancer Cure" Books on Amazon: Systematic Search on Amazon.com and Thematic Analysis. J Med Internet Res. 2024 Oct 8;26:e56354. doi: 10.2196/56354. PMID: 39378429; PMCID: PMC11496910.

119 Ernst, E. / Hung, SK: Great expectations: what do patients using complementary and alternative medicine hope for? Patient. 2011;4(2):89-101. doi: 10.2165/11586490-000000000-00000. PMID: 21766898.

6.1 Direkte Risiken

In diesem Kapitel werde ich kurz die Risiken ansprechen, die alternativmedizinische Verfahren verursachen. Wie wir sehen werden, ist so gut wie keine Therapie frei von Nebenwirkungen.

Obschon die Alternativmedizin oft als risikofrei deklariert wird, sind die Nebenwirkungen und Komplikationen, die durch sie verursacht werden können, relativ gut dokumentiert. Was wir allerdings zumeist nicht wissen, ist die Häufigkeit, mit der Probleme auftreten.

Homöopathische Mittel, **Schüßler-Salze** und **Bach-Blüten** haben gemeinsam, dass sie hoch verdünnt sind und somit keine oder nicht genug aktive Inhaltsstoffe enthalten, um Nebenwirkungen zu verursachen. Daher werden sie meist als völlig harmlos hingestellt. Dass das so nicht stimmt, zeigt sowohl unsere Übersichtsarbeit zu diesem Thema,[120] wie auch mehrere Fälle von Atropin-Vergiftungen, die nach der Einnahme von Homöopathika aus einer deutschen Apotheke vor ein paar Jahren zu beklagen waren.[121]

Aber wie ist das möglich, wenn doch gar keine Inhaltsstoffe vorhanden sind? Die Erklärung ist denkbar einfach: Bei mangelhafter Qualitätskontrolle kann es passieren, das eben doch Inhaltsstoffe in das Homöopathikum gelangen. Und da die Ausgangsstoffe von Homöopathika oft hochtoxische Substanzen sind, ist dann sehr schnell Gefahr in Verzug. In den USA hat deshalb die Zulassungsbehörde sogar eine offizielle Warnung herausgegeben:

Die U.S. Food and Drug Administration (FDA) warnt Verbraucher, dass homöopathische Tabletten und Gele ein Risiko für Säuglinge und Kinder darstellen können. Die FDA empfiehlt den Verbrauchern, diese

---

120 Posadzki P, Alotaibi A, Ernst E. Adverse effects of homeopathy: a systematic review of published case reports and case series. Int J Clin Pract. 2012 Dec;66(12):1178-88. doi: 10.1111/ijcp.12026. PMID: 23163497.

121 AMK: Atropin-Vergiftung nach homöopathischer Rezeptur (deutsche-apotheker-zeitung.de), https://www.deutsche-apotheker-zeitung.de/news/artikel/2021/06/25/atropin-vergiftung-nach-homoeopathischer-rezeptur?utm_campaign=kurzNach6&utm_source=20210625&utm_medium=newsletter&utm_keyword=article.

Produkte nicht mehr zu verwenden und alle in ihrem Besitz befindlichen Produkte zu entsorgen …[122]

Manche **anthroposophischen Medikamente** sind ebenso wie Homöopathika verdünnt; andere sind jedoch unverdünnt, wie z. B. anthroposophische Mistel-Präparate. Bei dieser Therapie werden leichte bis mittelschwere Nebenwirkungen von etwa 20 % aller Patienten berichtet.[123]

Osteopathie und **Chirotherapie** sind dagegen mit sehr viel häufigeren Nebenwirkungen belastet. Rund 50 % aller Patienten klagen nach Wirbelsäulenmanipulationen über Schmerzen, die zwei bis drei Tage anhalten können und oft stark genug sind, um die Lebensqualität negativ zu beeinflussen. Daneben treten auch schwerwiegende Komplikationen auf, wie z. B. Schlaganfälle, Bandscheibenvorfälle und das Cauda-Equina-Syndrom. Schätzungen über die Häufigkeit von ernsthaften Komplikationen variieren stark und reichen von 1 pro 2 Millionen bis zu 1 pro 400.000 Manipulationen.[124]

Die **Phytotherapie** ist bezüglich ihrer Risiken nur schwer zu beurteilen. Es kommt nämlich ganz entscheidend darauf an, um welches pflanzliche Mittel es sich handelt. Ein Kamillentee mag nebenwirkungsfrei sein, während das viele andere Phytotherapeutika leider nicht sind.

Pflanzenextrakte können diverse toxische Inhaltsstoffe enthalten (Übersicht 4). Andere – z. B. Johanniskraut oder Knoblauch – können ferner mit konventionellen Medikamenten interagieren. Eine Untersuchung aus Deutschland zeigt beispielsweise, dass 51 % aller Krebspatienten einer Universitätsambulanz Nahrungsergänzungsstoffe einnah-

---

122 FDA safety alert about homeopathic teething remedies, http://edzardernst.com/2016/10/fda-safety-alert-about-homeopathic-teething-remedies/.

123 Steele, ML / Axtner, J. / Happe, A. / Kröz, M. / Matthes, H. / Schad, F.: Use and safety of intratumoral application of European mistletoe (Viscum album L) preparations in Oncology. Integr Cancer Ther. 2015 Mar;14(2):140-8. doi: 10.1177/1534735414563977. Epub 2014 Dec 30. PMID: 25552476.

124 Stevinson, C. / Ernst, E.: Risks associated with spinal manipulation. Am J Med. 2002 May;112(7):566-71. doi: 10.1016/s0002-9343(02)01068-9. PMID: 12015249.

Übersicht 7
Beispiele von Pflanzen mit toxischen Inhaltsstoffen

- Eisenhut
- Herbstzeitlose
- Maiglöckchen
- Khat
- Kola
- Mate
- Mutterkraut
- Oleander
- Rizinus
- Roter Fingerhut
- Schwarzes Bilsenkraut
- Seidelbast
- Senna

men, die mit ihren verschriebenen Medikamenten in Wechselwirkungen treten könnten.[125]

Hinzu kommt, dass pflanzliche Arzneimittel kontaminiert oder verfälscht sein können. Kontamination bedeutet die zufällige Zugabe von Substanzen (z. B. Schwermetalle), die in einem pflanzlichen Heilmittel nicht vorhanden sein sollten; und Verfälschung bedeutet die absicht-

125 Wolf, CPJG / Rachow, T. / Ernst, T. / Hochhaus, A. / Zomorodbakhsch, B. / Foller, S. / Rengsberger, M. / Hartmann, M. / Huebner, J.: Complementary and alternative medicine (CAM) supplements in cancer outpatients: analyses of usage and of interaction risks with cancer treatment. J Cancer Res Clin Oncol. 2021 Jul 6. doi: 10.1007/s00432-021-03675-7. Epub ahead of print. PMID: 34228225.

liche Zugabe von Inhaltsstoffen (z. B. Steroide). Wenn die fraglichen Substanzen nicht pharmakologisch wirkungslos sind, kann ihr Vorhandensein in pflanzlichen Arzneimitteln natürlich erheblichen Schaden anrichten.

Sowohl Verunreinigungen als auch Verfälschungen sind illegal. Leider bedeutet dies nicht, dass sie nicht vorkommen. Unsere Übersicht zu diesem Thema fasste die Erkenntnisse aus 26 Publikationen zusammen. Die Ergebnisse waren alles andere als beruhigend: Die am häufigsten gefundenen Kontaminationen waren Staub, Pollen, Insekten, Nagetiere, Parasiten, Mikroben, Pilze, Schimmel, Pestizide und Schwermetalle. Bei den Verfälschungen handelte es sich ausnahmslos um verschreibungspflichtige Medikamente wie z. B. Steroide oder Antidiabetika. Diese Beimengungen hatten zu schwerwiegenden Gesundheitsproblemen geführt: Agranulozytose, Meningitis, Multiorganversagen, Schlaganfall, Arsenvergiftung, Quecksilbervergiftung, Bleivergiftung, Krebs, Enzephalopathie, hepato-renales Syndrom, Nierenschäden, Rhabdomyolyse, metabolische Azidose, Nierenversagen, Leberversagen, Hirnödem, Koma und intrazerebrale Blutungen. Mehrere Patienten waren an diesen Problemen verstorben.

Die direkten Nebenwirkungen der Alternativmedizin mögen im Vergleich mit denen herkömmlicher Medikamente gering erscheinen. Es ist jedoch zu bedenken, dass es in diesem Bereich so gut wie kein Monitoring gibt, das solche Probleme erfasst. Das heißt, dass die Dunkelziffer mit großer Wahrscheinlichkeit enorm hoch ist. Hinzu kommt, dass die Anbieter der Alternativmedizin natürlich wenig von Risiken hören wollen und oft nicht einmal eine Aufklärung über die Risiken ihrer Verfahren anbieten.[126] Wenn man dennoch mit einem Anbieter der Alternativmedizin diskutiert, dann ergibt sich häufig ein bizarr zirkulärer Dialog:

126 Aufklärungserfordernis bei Abweichen vom medizinischen Standard, https://www.coliquio.de/wissen/medizinrecht-102/aufklaerung-notwendigkeit?uac=422104HN&sso=true&mc_cid=3aa70cd35b&ecd=wnl_all_241119_coliquio_midweek&utm_term=0_419afeb75f-3aa70cd35b-141006457&utm_medium=email&mc_eid=0ac3af72fe&utm_source=USER-Pool%20(Ärzte)&utm_campaign=3aa70cd35b-Midweek_KW47%20.

Anbieter (A): Meine Therapie hat keine unerwünschten Wirkungen; schließlich hat sie eine sehr lange Geschichte, und wir wüssten dementsprechend längst, falls es da Probleme gäbe.

Skeptischer Konsument (K): Aber wie können Sie so sicher sein, ohne eine zuverlässige Überwachung der Nebenwirkungen?

A: Es gibt keine Notwendigkeit für eine Überwachung, weil meine Therapie nebenwirkungsfrei ist.

K: Das ist doch nur Wunschdenken.

A: Na gut, dann zeigen Sie mir ein paar Artikel über unerwünschte Wirkungen.

K: Wie wäre es mit diesem Stapel von Publikationen, die über unerwünschte Wirkungen Ihres Verfahrens berichten?

A: Das ist nur eine Sammlung von Anekdoten! Anekdoten sind keine Beweise! Zeigen Sie mir systematische Forschung.

K: Hier ist ein Stapel von systematischen Übersichten zu diesem Thema. Zufrieden?

A: Nein, das sind systematische Übersichten von Fallberichten. Fallberichte sind nur Anekdoten.

K: Das liegt daran, dass es in Ihrem Bereich keine Überwachung von unerwünschten Wirkungen gibt.

A: Das ist auch nicht nötig, denn es gibt keine Nebenwirkungen, und Sie haben keine Belege für das Gegenteil.

K: Die Beweislast liegt nicht auf meinen, sondern auf Ihren Schultern.

A: Ich habe Ihnen den Beweis geliefert – nach hunderten von Jahren der Anwendung meines Verfahrens gibt es keine Evidenz für schädliche Wirkungen.

K: Sie verzapfen doch reinen Unsinn.

A: Sehen Sie, Sie haben keine Beweise dafür, dass meine Therapie Nebenwirkungen hat, stattdessen behaupten Sie einfach, dass es gefährlich ist und beleidigen mich dann auch noch.

K: Ich gebe auf.

6.2 Indirekte Risiken

Dieser Abschnitt geht auf die komplexen und meist vernachlässigten indirekten Risiken alternativer Verfahren ein. Es stellt sich heraus, dass sie weitaus bedeutender sind, als die direkten Risiken.

Die direkten Risiken (Kapitel 6.1) alternativmedizinischer Verfahren sind sicher nicht unerheblich, sie erscheinen jedoch nahezu trivial, wenn man sie mit den indirekten Risiken vergleicht. Nur selten werden die direkten Risiken das Leben eines Patienten ernsthaft in Gefahr bringen, was bei den indirekten Risiken leider allzu häufig der Fall ist.

Überzogene Heilsversprechen

Dass alternative Behandler uns das Blaue vom Himmel versprechen, zeigt sich täglich. Ein Beispiel ist der Wiener Professor Michael Frass, der allen Ernstes behauptete, dass Krebspatienten mittels Homöopathie ihr Leben verlängern können.[127] Dem stehen multiple Berichte von Krebspatienten gegenüber, die ihre Vorliebe zur Homöopathie mit dem Leben bezahlen mussten.[128]

Besonders deutlich wurden überzogene Heilsversprechen während der COVID-Pandemie. Es gibt kaum ein alternativmedizinisches Verfahren, das während dieser Periode nicht als eine effektive Therapie gegen das Virus angepriesen wurde. In England ging das sogar soweit, dass der Leiter des *National Health Service* warnte, Homöopathen hät-

---

127 Frass, M. / Lechleitner, P. / Gründling, C. / Pirker, C. / Grasmuk-Siegl, E. / Domayer, J. / Hochmair, M. / Gaertner, K. / Duscheck, C. / Muchitsch, I. / Marosi, C. / Schumacher, M. / Zöchbauer-Müller, S. / Manchanda, RK / Schrott, A. / Burghuber, O.: Homeopathic Treatment as an Add-On Therapy May Improve Quality of Life and Prolong Survival in Patients with Non-Small Cell Lung Cancer: A Prospective, Randomized, Placebo-Controlled, Double-Blind, Three-Arm, Multicenter Study. Oncologist. 2020 Dec;25(12):e1930-e1955. doi: 10.1002/onco.13548. Epub 2020 Nov 7. Erratum in: Oncologist. 2021 Mar;26(3):e523. PMID: 33010094; PMCID: PMC8108047.

128 Z. B. Homeopathy in the Fight Against Breast Cancer: Hope or Hype? – ScienceDirect, https://www.sciencedirect.com/science/article/abs/pii/S0885392425004671.

ten „die Grenze überschritten". Anlass hierzu war eine Untersuchung des *Sunday Telegraph*, die ergeben hatte, dass einige Homöopathen mit dem Mythos hausieren gingen, die Einnahme eines Homöopathikums sei ebenso wirksam wie die Impfung gegen das Coronavirus.[129] Der sonst eher zurückhaltende Sir Simon Stephens warnte darauf hin, dass sich Menschen, die sich Rat von Homöopathen einholen, einem größeren Risiko aussetzen.

Gefährliche Beratung

Die Tatsache, dass Chiropraktiker,[130] Homöopathen,[131] anthroposophische Ärzte,[132] Naturheilkundler[133] und Ärzte, die Traditionelle Chinesische[134] oder Integrative Medizin[135] praktizieren, dazu neigen, von Impfungen abzuraten, ist vielfach dokumentiert. Dass solche Empfehlungen dann nicht nur die Gesundheit der direkt Betroffenen gefährden, sondern auch die Herdenimmunität, und damit uns alle in Gefahr bringen, liegt auf der Hand.

---

129 Homeopaths have 'crossed the line' peddling 'dangerous' vaccine myths, https://www.telegraph.co.uk/news/2021/01/24/homeopaths-have-crossed-line-peddling-dangerous-vaccine-myths/.

130 Ernst, E.: Chiropractic: a critical evaluation. J Pain Symptom Manage. 2008 May;35(5):544-62. doi: 10.1016/j.jpainsymman.2007.07.004. Epub 2008 Feb 14. PMID: 18280103.

131 Homeopaths' often criminal fight against public health, http://edzardernst.com/2013/12/homeopaths-often-criminal-fight-against-public-health/.

132 Ernst, E.: Anthroposophy: a risk factor for noncompliance with measles immunization. Pediatr Infect Dis J. 2011 Mar;30(3):187-9. doi: 10.1097/INF.0b013e3182024274. PMID: 21102363.

133 Some naturopaths are clearly a danger to public health, http://edzardernst.com/2016/01/some-naturopaths-are-clearly-a-danger-to-public-health/.

134 Zhang, L. / Xia, Y. / Chu, L. / Sundaram, ME / Zhou, Y. / Sun, X. / Wei, Z. / Fu, C.: Differences in seasonal influenza vaccine hesitancy profiles between clinicians practicing traditional Chinese medicine and modern Western medicine: A national cross-sectional survey. Vaccine. 2025 Apr 10;53:127106. doi: 10.1016/j.vaccine.2025.127106. Epub ahead of print. PMID: 40215703.

135 Buehning, LJ / Peddecord, KM: Vaccination Attitudes and Practices of Integrative Medicine Physicians. Altern Ther Health Med. 2017 Jan;23(1):46-54. PMID: 28160764.

Informationen zur Gesundheit werden heute oft über das Internet abgerufen. Meine Untersuchungen haben wiederholt gezeigt, dass die Empfehlungen zur Alternativmedizin, die dort publiziert werden, gesundheitsgefährdend sind. So ergab unsere Analyse von 200 Chiropraktiker-Internetseiten, dass 95 % unbewiesene Behauptungen aufstellten und Ratschläge erteilten, die nicht evidenzbasiert waren.[136] Zahlreiche weitere Studien belegen, dass der Rat alternativmedizinischer Behandler zu einer Verzögerung einer effektiven Therapie führen kann, was sich bei ernsthaft Erkrankten oft lebensverkürzend auswirkt.[137]

Das Überschätzen der eigenen Fähigkeiten

Es existieren zahllose Indizien dafür, dass alternative Behandler ihre eigenen Möglichkeiten grenzenlos überschätzen. In einer Untersuchung wurden beispielsweise niederländische Kinderärzte gebeten, Fälle von unerwünschten Ereignissen im Zusammenhang mit der pädiatrischen

136 Ernst, E. / Gilbey, A.: Chiropractic claims in the English-speaking world. N Z Med J. 2010 Apr 9;123(1312):36-44. PMID: 20389316.

137 Z. B. Koehl, B. / Muenstedt, K. / Micke, O. / Muecke, R. / Buentzel, J. / Stoll, C. / Prott, FJ / Dennert, G. / Senf, B. / Huebner, J.: Survey of German non-medical practitioners regarding complementary and alternative medicine in oncology. Oncol Res Treat. 2014;37(1-2):49-53. doi: 10.1159/000358158. Epub 2014 Jan 24. PMID: 24613909.
Mohd Mujar, NM / Dahlui, M. / Emran, NA / Abdul Hadi, I. / Wai, YY / Arulanantham, S. / Hooi, CC. / Mohd Taib, NA: Complementary and alternative medicine (CAM) use and delays in presentation and diagnosis of breast cancer patients in public hospitals in Malaysia. PLoS One. 2017 Apr 27;12(4):e0176394. doi: 10.1371/journal.pone.0176394. PMID: 28448541; PMCID: PMC5407802.
Lahiri, M. / Santosa, A. / Teoh, LK / Clayton, JA / Lim, SY / Teng, GG / Cheung, PPM: Use of complementary and alternative medicines is associated with delay to initiation of disease-modifying anti-rheumatic drug therapy in early inflammatory arthritis. Int J Rheum Dis. 2017 May;20(5):567-575. doi: 10.1111/1756-185X.13091. Epub 2017 May 19. PMID: 28524619.
Johnson, SB / Park, HS / Gross, CP / Yu, JB: Complementary Medicine, Refusal of Conventional Cancer Therapy, and Survival Among Patients With Curable Cancers. JAMA Oncol. 2018 Oct 1;4(10):1375-1381. doi: 10.1001/jamaoncol.2018.2487. PMID: 30027204; PMCID: PMC6233773.

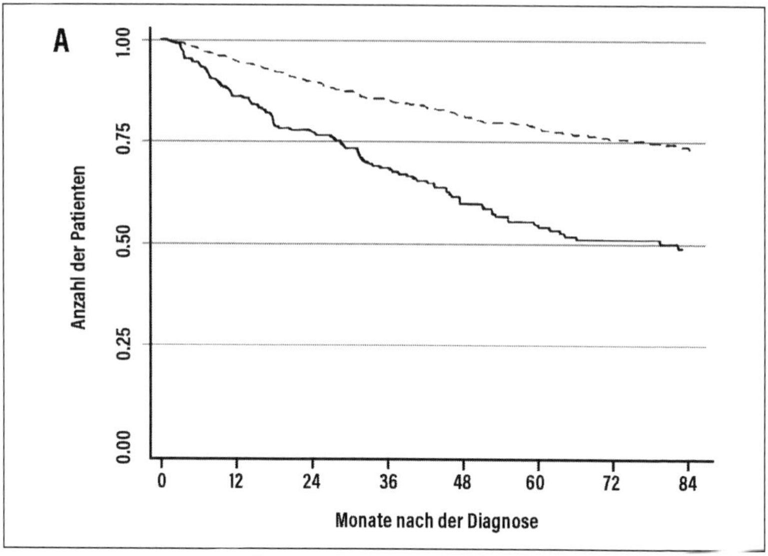

Abb. 13: Vergleich der Überlebensraten von Krebspatienten, die entweder mit oder ohne Alternativmedizin behandelt wurden

Der Anteil der Überlebenden sinkt in der Alternativmedizin-Gruppe (durchgezogene Linie) deutlich rascher, als in der konventionell behandelten Gruppe (gepunktete Linie). Nach 60 Monaten ist er um 50% geringer.

Anwendung von alternativmedizinischen Verfahren zu registrieren.[138] In einem Zeitraum von drei Jahren wurden so 32 unerwünschte Ereignisse beobachtet. Die Mehrzahl davon betrafen Indirekte Risiken, beispielsweise:

- Einem 8-jährigen Kind mit Autoimmun-Hypothyreose wurde das verordnete Medikament durch ein unwirksames pflanzliches Mittel ersetzt.
- Ein 14-jähriges Kind entwickelte einen septischen Schock mit multiplem Organversagen, nachdem es Homöopathie gegen akute Blinddarmentzündung erhalten hatte.

138 Vos, B. / Rake, JP / Vlieger, A.: Adverse events associated with pediatric complementary and alternative medicine in the Netherlands: a national surveillance study. Eur J Pediatr. 2021 Jul;180(7):2165-2171. doi: 10.1007/s00431-020-03899-8. Epub 2021 Mar 1. PMID: 33649910.

- Einem 14-jährigen Kind musste nach einer unwirksamen naturheilkundlichen Behandlung einer Kolitis ein Teil des Dickdarms operativ entfernt werden.
- Ein 5-Jähriger entwickelte eine sekundäre Nebenniereninsuffizienz, nachdem sein Ekzem mit chinesischen Kräutermitteln behandelt worden war, die mit hohen Dosen von Kortikosteroiden verfälscht waren.

Unnötige Behandlungen

Es liegt auf der Hand, dass jede Therapie, die nicht effektiv ist, auch unnötig ist. Das bedeutet, dass die meisten alternativmedizinischen Verfahren in diese Kategorie fallen. Aber auch Behandlungsformen, die vielleicht als evidenzbasiert beurteilt werden könnten, können überflüssig sein. Chiropraktiker z. B. tendieren dazu, Patienten endlos weiter zu behandeln, nachdem sie beschwerdefrei wurden. Sie reden ihren Patienten ein, dass ihre Wirbelsäule eine Art Kundendienst benötigt, um gesund zu bleiben. Zu diesem Zweck führen sie regelmäßige Manipulationen durch, die erstens nicht ungefährlich sind (Kapitel 6.1) und zweitens natürlich auch ins Geld gehen.[139]

Negation der Evidenz

In den vorangegangenen Kapiteln haben wir gesehen, dass viele alternative Verfahren längst nicht so wirksam sind, wie allgemein angenommen wird, und dass zudem viele mit direkten Risiken belastet sind. Obschon diese Tatsachen vielfach dokumentiert und daher kaum zu bezweifeln sind, werden sie von alternativmedizinischen Behandlern standhaft geleugnet. Das zeigt sich z. B. darin, dass sie nur selten Patienten vor einer Behandlung angemessen aufklären.[140]

---

139 Ernst, E.: Chiropractic maintenance treatment, a useful preventative approach? Prev Med. 2009 Aug-Sep;49(2-3):99-100. doi: 10.1016/j.ypmed.2009.05.004. Epub 2009 May 22. PMID: 19465044.

140 Langworthy, JM / Cambron, J.: Consent: its practices and implications in United kingdom and United States chiropractic practice. J Manipulative Physiol Ther. 2007 Jul-Aug;30(6):419-31. doi: 10.1016/j.jmpt.2007.05.002. PMID: 17693332.

Die medizinische Ethik verlangt, dass Patienten vor jeder Behandlung eine informierte Einwilligung (informed consent) geben. Hierfür ist Information zu folgenden Bereichen unabdingbar:

- Natur der Erkrankung inklusive natürlicher Verlauf und Prognose,
- Art der vorgeschlagenen Therapie,
- Wirksamkeit der vorgeschlagenen Therapie,
- Risiken der vorgeschlagenen Therapie,
- andere therapeutische Optionen.

Im Bereich der Alternativmedizin wird der ethische Imperativ des „informed consent“ sehr oft sträflich vernachlässigt. Das heißt, alternative Behandler verletzen nicht nur eine der elementarsten Regeln der medizinischen Ethik, sondern bringen auch ihre Patienten in Gefahr.

Fazit

Die indirekten Risiken der Alternativmedizin werden meist sträflich vernachlässigt. Dass ihnen große Bedeutung zukommt, kann jedoch kaum bezweifelt werden.

6.3 Weitere Gefahren

Neben den im letzten Kapitel diskutierten Risiken existieren weitere Gefahren, die durch die Alternativmedizin entstehen können. Diese sind das Thema dieses Kapitels.

Medikalisierung von Trivialitäten

Viele alltägliche Beeinträchtigungen der Gesundheit haben keinen echten Krankheitswert und sind lediglich kurzfristige Störungen des Wohlbefindens. Für viele alternative Heiler sind diese Zustände jedoch eine willkommene Einkommensquelle. Allzu oft bauschen sie solche Bagatellen daher zu behandlungsbedürftigen Erkrankungen auf. Mit anderen Worten, sie medikalisieren Trivialitäten:

- Aus einem Stimmungstief wird so eine klinische Depression.
- Ein schmerzender Rücken wird ein Lumbago.
- Eine Magenverstimmung mutiert zur gefährlichen Gastritis.
- Eine abdominelle Unruhe wird als „Leaky-Gut-Syndrom" diagnostiziert.
- Aus einer temporären Müdigkeit wird ein „Chronic-fatigue"-Syndrom.
- Ein Schnupfen wird zu einer drohenden Lungenentzündung.
- Aus einer Nahrungsmittel-Aversion wird eine Nahrungsmittel-Intoleranz.

Der gemeinsame Nenner ist die Tatsache, dass dem Patienten Angst eingeflößt wird. Sie dient als Anlass, eine nutzlose Therapie zu verabreichen, wenn möglich in Form einer langwierigen Behandlungsserie. Damit wird natürlich ein erheblicher Nutzen erzielt – nicht therapeutisch für den Patienten, sondern finanziell für den Behandler!

Verteufelung der konventionellen Medizin

Wann immer ein Patient damit liebäugelt, einen konventionellen Arzt zu konsultieren, läuten bei seinem alternativen Behandler die Alarmglocken. Ein solcher Schritt würde das Einkommen schmälern und daher ist ihm entschieden entgegenzutreten. Zudem besteht die Gefahr, dass der Arzt den Patienten über die Nutzlosigkeit der betreffenden Therapie informiert. Die Lösung des Problems ist in der Regel nicht schwer: Die konventionelle Medizin und die Mediziner, die sie einsetzen, müssen verteufelt werden. Hierfür stehen erprobte Strategien zu Verfügung:

- Konventionelle Ärzte behandeln nicht die Grundursache des Problems.
- Sie sind korrupt und stecken in der Tasche der *Big Pharma.*
- Sie verschreiben Medikamente mit schrecklichen Nebenwirkungen.
- Sie haben keine Ahnung von Ganzheitlichkeit.
- Sie haben nie genug Zeit, um zuzuhören, etc.

Diese Strategie ist oft so effektiv, dass die Betroffenen den Weg zum Arzt meiden. In vielen Fällen ist diese Entscheidung jedoch gesundheitsschädlich; gelegentlich kostet sie sogar das Leben. Ein tragisches Beispiel ist der Fall eines 35-jährigen Patienten mit Schuppenflechte, der verstarb, nachdem er dem Rat eines alternativen Behandlers gefolgt war und keinen Arzt konsultierte, aber stattdessen tagelang eine arsenhaltige Salbe aufgetragen hatte.[141]

Unterminierung des rationalen Denkens

Wenn die Befürworter unplausibler Verfahren wie der Homöopathie, Geistheilung, Edelstein Therapie etc. Konzepte verbreiten, die der Wissenschaft zuwiderlaufen, untergraben sie zwangsläufig das rationale Denken. Der Glaube an eine Lebenskraft oder Energie ist nur eines von vielen Beispielen für dieses Phänomen. Irrationalität führt dann oft zu Misstrauen und Verschwörungstheorien.

Eine amerikanische Studie ergab, dass der Glaube an Verschwörungstheorien im Gesundheitswesen weit verbreitet ist. Die Forscher legten den Befragten sechs verschiedene Verschwörungstheorien vor, und die populäste war die folgende: *Die Zulassungsbehörde verhindert*

141 Zheng, J. / Zhang, K. / Liu, Y. / Wang, Y.; Fatal acute arsenic poisoning by external use of realgar: Case report and 30 years literature retrospective study in China. Forensic Sci Int. 2019 Jul;300:e24-e30. doi: 10.1016/j.forsciint.2019.03.012. Epub 2019 Apr 5. PMID: 31023496.

absichtlich, dass die Öffentlichkeit natürliche Heilmittel gegen Krebs und andere Krankheiten erhält, weil sie von den Pharmakonzernen unter Druck gesetzt wird. Insgesamt 37 % stimmten mit dieser Aussage überein, 31 % hatten keine Meinung dazu, und 32 % stimmten nicht zu. Darüber hinaus korrelierte der Glaube an diese Verschwörung positiv mit der Inanspruchnahme der Alternativmedizin. Dies impliziert, dass die derzeitige Popularität der Alternativmedizin zumindest teilweise auf der Überzeugung beruht, dass es eine finstere Verschwörung des „Establishments" gibt, die die Menschen daran hindern soll, von alternativen Behandlungsmethoden zu profitieren.

Die Untergrabung der Rationalität kann negative Auswirkungen weit über das Gesundheitswesen hinaus haben.

Unnötige Kosten

Wenn man für eine unwirksame Therapie viel Geld berappen muss, so steht wohl außer Frage, dass man einen finanziellen Schaden erleidet. Ich fürchte, dass dergleichen in der Alternativmedizin gang und gäbe ist. Hier könnte ich tausende von Beispielen anführen. Ich möchte es jedoch bei einem bewenden lassen, das mich fast Kopf und Kragen gekostet hätte.

Als Prinz Charles 2009 seine „Duchy Originals Detox Tincture" auf den Markt brachte, war das Interesse der Medien groß. Mehrere Journalisten wollten Stellungnahmen von mir, und da dieses Mittel jeglicher Evidenz entbehrte, machte ich das auch ganz unverblümt klar. Meine Äußerungen machten Schlagzeilen, sogar die BBC berichtete:

> Edzard Ernst, Großbritanniens erster Professor für Komplementärmedizin, sagte, die Duchy Originals Detox-Tinktur basiere auf „totaler Quacksalberei". Es gebe keine wissenschaftlichen Beweise dafür, dass Detox-Produkte wirksam seien, sagte er. Ein Vertreter von Duchy Originals meinte, das Produkt sei eine „natürliche Hilfe für die Verdauung und unterstützt die Ausscheidungsprozesse des Körpers". Aber Professor Ernst von der Peninsula Medical School wandte ein, dass Prinz Charles und seine Berater die Evidenz zu ignorieren schienen und es vorzogen, „sich auf 'make-believe' und Aberglauben zu verlassen". Er fügte hinzu: „Prinz Charles beutet so eine leichtgläubige Öffentlichkeit in einer Zeit der finanziellen Not finanziell aus." Die als Duchy Herbals' Detox Tincture vermarktete Mischung aus Artischocke und Lö-

> wenzahn wird als „ein Nahrungsergänzungsmittel, das hilft, Giftstoffe zu beseitigen und die Verdauung zu fördern“ beschrieben. Es kostet £ 10 für eine 50ml Flasche ...[142]

Damals bekam ich für meine Dreistigkeit von meiner Uni eine ordentliche Zigarre verpasst. Eigentlich hätte man mich jedoch loben sollen; meine Äußerungen haben vielen Menschen unnötige Kosten erspart, und die Detox-Tinktur wurde kurze Zeit darauf vom Markt genommen.

Fazit

Aus den letzten Kapiteln geht klar hervor, dass Alternativmedizin, entgegen den vielen Beteuerungen ihrer Verfechter, mit multiplen Risiken belastet ist. Im Einzelfall können sie sich aufaddieren. Ein Beispiel macht das vielleicht deutlicher.

Nehmen wir an, Sie konsultieren wegen Rückenschmerzen einen Osteopathen. Er manipuliert Ihre Wirbelsäule, woraufhin sich Ihre Schmerzen verschlimmern (direktes Risiko). Der Therapeut insistiert, dass eine solche „Erstverschlimmerung“ zu erwarten ist (Negation der Evidenz) und überredet Sie zu einer längeren Serie von Behandlungen (unnötige Behandlungen und finanzielles Risiko). Über die Zeit gewinnt er Ihr Vertrauen und rät Ihnen, dieses oder jenes Medikament abzusetzen, das Ihr Arzt Ihnen verschrieben hat (Überschätzung der eigenen Fähigkeiten). Zudem überzeugt er Sie davon, dass das Impfen Ihres Kindes eine gefährliche Maßnahme sei, die nur der Pharmaindustrie diene (Verteufelung der konventionellen Medizin). Schließlich meint er, Sie leiden unter Stress und offeriert, Sie mit manueller Therapie zu entspannen (Medikalisierung von Trivialitäten).

142 http://news.bbc.co.uk/1/hi/health/7934568.stm.

7 Heilpraktiker oder Arzt für Integrative Medizin?

Wenn sich Patienten in Deutschland für eine alternativmedizinische Behandlung entscheiden, so konsultieren sie meist einen Heilpraktiker oder einen Arzt für Integrative Medizin. Im letzten Abschnitt dieses Buches möchte ich daher zu diesen beiden Optionen kurz Stellung nehmen.

7.1 Heilpraktiker

Heilpraktiker gehören in Deutschland mit zu den wichtigsten Anbietern alternativer Verfahren. Wegen mangelnder Kompetenz geht von diesem Berufsstand eine erhebliche Gefahr aus. Konsumenten sollten sich dessen bewusst sein.

Um 1930 gab es in Deutschland eine große Anzahl von Laien-Behandlern, die in unzähligen Verbänden organisiert waren. Um die deutsche Medizin unter der Flagge der „Neuen Deutschen Heilkunde" gleichzuschalten, schufen die Nationalsozialisten den Heilpraktiker und boten somit allen nicht-ärztlichen Behandlern unter dem neu geschaffenen Titel eine offizielle Anerkennung. Zugleich wurde ihnen jedoch untersagt, neue Heilpraktiker auszubilden.[143] Ziel dieser auf den ersten Blick absonderlich erscheinenden Regelung war es, den Beruf des Heilpraktikers innerhalb weniger Jahre aussterben zu lassen. Nach dem Krieg klagten die Heilpraktiker und bekamen schließlich das Recht zuerkannt, Nachwuchs auszubilden.

Heute praktizieren in Deutschland rund 50.000 Heilpraktiker. Einen ähnlichen, aber deutlich besser ausgebildeten Berufsstand gibt es auch

143 Ernst, Edzard: Vorsicht Heilpraktiker. Eine kritische Analyse. Berlin 2023.

in der Schweiz unter der Bezeichnung Naturheilpraktiker. In Österreich dagegen dürfen keine Heilpraktiker praktizieren.

Die Ausbildung des deutschen Heilpraktikers lässt viel zu wünschen übrig. Bei einer rezenten Untersuchung von 165 deutschen Heilpraktiker-Schulen ergaben sich erschreckende Fakten.[144] Nur wenige Schulen boten überhaupt eine Ausbildung in alternativen Methoden an; gelehrt wurde vor allem, was zum Bestehen der Prüfung notwendig ist, nämlich medizinisches Basiswissen und gesetzliche Regelungen. Ganze 83 % der Schulen erfüllten nicht einmal die Anforderungen ihrer eigenen Dachverbände. Die Autoren dieser Analyse schlussfolgerten, dass Patienten und Ärzte sich der mangelnden Ausbildung und der daraus resultierenden Risiken bewusst sein sollten.

Viele Heilpraktiker besuchen jedoch überhaupt keine Heilpraktiker-Schule; für diesen Berufsstand existiert keine obligatorische medizinische Ausbildung. Es reicht eine amtsärztliche Prüfung, in der im Wesentlichen die Kenntnisse der rechtlichen Einschränkungen ihres Berufsfeldes abgefragt werden. Jeder, der mindestens 25 Jahre alt ist, über einen Hauptschul- bzw. Mittelschulabschluss verfügt und gesund ist, kann diese Prüfung ablegen, die zudem beliebig oft wiederholt werden kann. Hat der Heilpraktiker die Prüfung erst einmal bestanden, darf er das gesamte Spektrum der Medizin praktizieren (abgesehen von Gynäkologie, Zahnheilkunde, Verordnung von verschreibungspflichtigen Medikamenten und der Behandlung infektiöser Krankheiten).1 Das deutsche Strafrecht fordert, dass Heilpraktiker gemäß den Regeln der ärztlichen Kunst handeln – wie das ohne adäquate Ausbildung möglich ist, bleibt allerdings unklar.

Das Nebeneinander von Heilpraktikern und Ärzten hat in Deutschland ein zweistufiges System der Gesundheitsversorgung mit Ärzten auf der einen Seite und mit Heilpraktikern auf der anderen Seite geschaffen. Das halten viele Experten für inakzeptabel, und sie wollen daher die Situation zum Schutz der Bevölkerung ändern. Berichte über Patienten, die so schweren Schaden erleiden, erscheinen mit tragischer Regelmäßigkeit. Das weitaus größere Risiko besteht jedoch darin, dass

---

144 Hoffmeister, L. / Huebner, J. / Keinki, C. / Muenstedt, K.: Education of non-medical practitioners in Germany-an analysis of course subjects of specialized schools. Wien Med Wochenschr. 2024 Jun;174(9-10), S. 189-197.

eine ernste Erkrankung vom Heilpraktiker entweder falsch diagnostiziert oder mit unwirksamen Verfahren behandelt wird.

Das Standardlehrbuch für Heilpraktiker – *Naturheilpraxis heute*[145] – wird vom Verlag mit folgenden Worten beworben:

> „Seit mehr als einem Jahrzehnt begleitet Naturheilpraxis heute Heilpraktiker in Ausbildung, Prüfung und Praxis. Das beliebte Standardwerk überzeugt durch die einzigartige Kombination von schulmedizinischen und naturheilkundlichen Diagnose- und Therapiemethoden. Übersichtlich aufgebaut, klar strukturiert und mit zahlreichen Tabellen und Abbildungen ist es Ihr verlässlicher Begleiter durch die Fülle des Lernstoffs und ein kompaktes Nachschlagewerk auch für die Praxis."

Der Verlag übertreibt keinesfalls; tatsächlich kenne ich kein Lehrbuch für Heilpraktiker, das umfangreicher wäre oder einen besseren Ruf unter Heilpraktikern genießen würde. Es gibt uns die Gelegenheit, einige Krankheitsbilder exemplarisch nachzuschlagen und die dort empfohlenen Therapien auf der Basis der Evidenz kritisch zu bewerten. Auf diese Weise können wir uns ein ungefähres Bild darüber machen, wie Heilpraktiker, die sich die Mühe gemacht haben, dieses Lehrbuch durchzuarbeiten, ihre Patienten behandeln.

Zu diesem Zweck habe ich hier drei Krankheiten herausgegriffen und aufgelistet, welche alternative Therapien ein Heilpraktiker wohl empfehlen mag. Dem stelle ich sodann ein evidenzbasiertes Urteil der Sinnhaftigkeit dieser Verfahren gegenüber.

Bei **koronarer Herzkrankheit** wird in dem Buch zu folgenden Behandlungen geraten:

- Bach-Blüten-Therapie
- Ernährungstherapie
- Homöopathie
- Manuelle Therapie
- Neuraltherapie
- Ordnungstherapie
- Orthomolekulare Therapie
- Physikalische Therapie
- Traditionelle Chinesische Medizin

145 Bierbach, Elvira: Naturheilpraxis heute: Lehrbuch und Atlas, 6.A.

Einer koronaren Herzkrankheit liegen arteriosklerotische Gefäßveränderungen zugrunde; ihre Folge ist häufig ein Herzinfarkt, der bekanntlich tödlich verlaufen kann. Eine effektive Therapie ist daher oft lebensrettend. Mit Ausnahme der Ernährungstherapie ist keine der oben gelisteten Behandlungen bei der koronaren Herzkrankheit von ausreichend belegter Wirksamkeit.

Zur Behandlung der peripheren **arteriellen Verschlusskrankheit**, also bei Durchblutungsstörungen der unteren Extremitäten, wird im o. g. Buch empfohlen:

- Ab- und Ausleitungsverfahren
- Ernährungstherapie
- Homöopathie
- Ordnungstherapie
- Orthomolekulare Therapie
- Physikalische Therapie
- Phytotherapie
- Sauerstofftherapie

Die periphere arterielle Verschlusskrankheit beruht ebenfalls auf arteriosklerotischen Gefäßveränderungen und endet unbehandelt oft mit der Amputation des betroffenen Beins. Es stehen heute effektive Maßnahmen zur Verfügung, die dies meist verhindern können. Mit Ausnahme der physikalischen Therapie (Gehtraining) sind die oben gelisteten Behandlungen nicht nachweislich wirksam.

Bei **Asthma** werden in dem Buch folgende Therapien angeraten:

- Ab- und Ausleitungsverfahren
- Eigenbluttherapie
- Ernährungstherapie
- Homöopathie
- Neuraltherapie
- Ordnungstherapie
- Physikalische Therapie
- Phytotherapie
- Traditionelle Chinesische Therapie

Asthma ist eine Erkrankung, bei der es, ausgelöst etwa durch eine Allergie, zu einer anfallsartigen Verengung der Atemwege kommt, Asthma ist häufig und endet bei unzureichender Behandlung gelegentlich sogar tödlich. Es stehen mehrere konventionelle Optionen zur Verfügung, die erwiesenermaßen wirksam sind. Außer einigen wenigen Phytotherapeutika sind die hier aufgelisteten Verfahren nicht nachweislich effektiv.

Diese drei Beispiele mögen ausreichen, um zu demonstrieren, wie wenig evidenzbasiert deutsche Heilpraktiker oft vorgehen. Es liegt auf der Hand, dass mangelnde Kompetenz eine Gefahr für kranke Menschen darstellt, die sich in die Behandlung eines Heilpraktikers begeben. Ich meine daher, dass Patienten Heilpraktiker meiden sollten.

7.2 Arzt für Integrative Medizin

Ärztliche Behandler, die sich der Alternativmedizin verschrieben haben, nennen sich heutzutage meist „Arzt für Integrative Medizin". Dieses Kapitel erklärt, was man von ihnen halten soll.

Ärzte, die alternative Verfahren einsetzen, nennen sich heute meist „Arzt für Integrative Medizin" (IM). Diese Bezeichnung hat den überlieferten Titel „Arzt für Naturheilverfahren" inzwischen weitgehend abgelöst. In diesem Kapitel werde ich daher zur Integrativen Medizin Stellung nehmen.

Eine geregelte Ausbildung zu einem Arzt für IM gibt es nicht. Aber im Gegensatz zu Heilpraktikern (Kapitel 7.1) haben Ärzte für IM natürlich erfolgreich ein Medizinstudium absolviert. Das heißt, sie besitzen die Kenntnisse bezüglich der medizinischen Grundlagen wie etwa Anatomie, Biochemie, Pathologie, Pharmakologie, Physiologie etc. sowie Kenntnisse der klinischen Fächer, wie beispielsweise Allgemeinmedizin, Chirurgie, Gynäkologie, Neurologie, Innere Medizin etc. Aber warum wenden sie sich dann der IM zu? Und was genau ist IM?

Im Jahr 2002 habe ich erstmals zu dem damals noch neuen Thema „Integrative Medizin" kritisch Stellung genommen. Damals warnte ich, dass die IM nicht zu einem Freibrief werden darf, um unter dem Banner der Ganzheitlichkeit jede erdenkliche ungetestete Behandlung einzusetzen.[146] Inzwischen ist jedoch genau das eingetreten.

Aber was genau beinhaltet IM? Von Vertretern der IM wurden bislang über ein Dutzend verschiedene Definitionen des Begriffs „IM" angeboten, die ausnahmslos jede Menge Plattitüden, Unwahrheiten und Missverständnisse enthalten. Schauen wir uns die wohl neueste Definition[147] einmal genauer an:

146 Ernst E: Integrative medicine: Not a carte blanche for untested nonsense. Arch Intern Med. 2002 Aug 12-26; 162 (15):1781.

147 Alschuler, L. / Chiasson, AM / Horwitz, R. / Sternberg, E. / Crocker, R. / Weil, A. / Maizes, V.: Integrative medicine conside rations for convalescence from mild-to-moderate COVID-19 disease. Explore (NY). 2020 Dec 23:S1550-8307(20)30417.

„Integrative Medizin ist definiert als eine heilungsorientierte Medizin, die den ganzen Menschen, einschließlich aller Aspekte des Lebensstils, berücksichtigt. Sie betont die therapeutische Beziehung zwischen Behandler und Patient, ist evidenzinformiert und bedient sich aller geeigneten Therapien."

Es lohnt sich, die Sinnhaftigkeit der IM zu beleuchten, indem wir kurz auf jedes einzelne Element dieser Definition eingehen.

- IM ist eine **heilungsorientierte** Medizin: Kennt jemand eine Richtung der Medizin, die nicht auch Heilung mit einschließt? Heilung ist natürlich das, worauf jede Art der Medizin ausgerichtet ist. Dieses Kriterium kann somit nichts zur Differenzierung der IM beitragen.
- IM berücksichtigt den **ganzen Menschen**: Hinter diesem Statement steckt ein Trick, den IM-Befürworter gerne anwenden. Es wird impliziert, dass die konventionelle Medizin nicht ganzheitlich sei. Diese Annahme ist jedoch nachweislich falsch. Jede gute Medizin ist ganzheitlich, und wenn ein Bereich der Gesundheitsversorgung nicht den ganzen Menschen berücksichtigt, müssen wir ihn reformieren. Die Schaffung einer neuen Sparte der Medizin, die vorgibt, ein Monopol auf Ganzheitlichkeit zu haben, kann diesen Prozess nur behindern.
- IM schließt **alle Aspekte des Lebensstils** ein: Wirklich, alle? Gute Ärzte berücksichtigen die relevanten Aspekte des Lebensstils ihrer Patienten. Wenn mein Patient mit Claudicatio intermittens (intermittierendem Hinken aufgrund einer Durchblutungsstörung der Beine) zum Beispiel Briefträger ist, wird ihn seine Erkrankung deutlich anders treffen als einen Patienten, der täglich am Schreibtisch sitzt. Dementsprechend muss ich als Arzt auch anders handeln. Aber alle Aspekte des Lebensstils? Nein! Ich fürchte, diese Aussage impliziert lediglich, dass IM-Vertreter nicht das Wichtige vom Trivialen unterscheiden können.
- IM betont die **therapeutische Beziehung**: Das tun auch alle anderen Ärzte (außer vielleicht Pathologen). Als Medizinstudenten wurde uns das eingebläut, einige Ärzte haben Bücher darüber geschrieben und viele von uns haben Kurse zu diesem Thema absolviert. Konventionelle Kliniker könnten sich sogar durch die Unterstellung

beleidigt fühlen, dass sie die therapeutische Beziehung nicht betonen. Auch hier wollen die IM-Vertreter uns weismachen, dass sie ein Monopol auf ein wesentliches Element jeder ganz normalen Gesundheitsversorgung haben.

- IM ist **evidenzinformiert**: Hier zeigt sich schließlich ein echter und bedeutungsvoller Unterschied zwischen IM und konventioneller Medizin! Während die konventionelle Medizin auf Evidenz basiert, gibt sich die IM lediglich informiert durch die Evidenz. Der Unterschied mag trivial erscheinen, tatsächlich ist er aber fundamental. Er erlaubt es IM-Vertretern nämlich, jedes noch so unsinnige Verfahren einzusetzen. Die Evidenz zur Homöopathie (Kapitel 4.1) z. B. zeigt nicht, dass sie wirksam ist? Macht nichts, IM ist ja nicht evidenzbasiert, sie ist nur evidenzinformiert. IM-Ärzte wissen, dass Homöopathie eine Placebo-Therapie ist (wenn nicht, wären sie schlecht informiert, was ihrer ethischen Verpflichtung zuwiderlaufen würde), aber sie verwenden trotzdem Homöopathie, weil IM eben nicht evidenzbasiert ist. Der Terminus „evidenzinformiert" entpuppt sich somit als nichts anderes als ein Freibrief, der dem Behandler jeden Unsinn erlaubt.
- IM bedient sich **aller geeigneten Therapien**: Will jemand ernsthaft behaupten, dass konventionelle Ärzte ungeeignete Therapien anwenden? Kennt jemand einen Zweig der Medizin, in dem Behandler systematisch Therapien einsetzen, die nicht angemessen sind? Sind IM-Vertreter die Einzigen, die Therapien anwenden, die für eine bestimmte Situation geeignet sind?

Integrative Medizin im Praxisalltag

Dass harte Kritik an der IM berechtigt ist, zeigt zudem auch ein Blick auf das Angebot der inzwischen zahlreichen Kliniken, Praxen und Institute, die sich heute mit dem Begriff „IM" schmücken. Googeln Sie einfach „Praxis für Integrative Medizin"; ich verspreche, Sie werden staunen, was da so offeriert wird. Der Fantasie sind hier absolut keine Grenzen gesetzt, und als IM firmiert alles, was man sich nur denken kann: vom Aderlass über Edelsteintherapie und Geistheilen bis zur Zelltherapie ist hier alles geboten, was die Quacksalberei zu bieten vermag.

Hinter der IM steckt oft nichts weiter als eine Lockvogeltaktik. Fast so, als wenn Sie in einem Modegeschäft nur ein Paar Socken kaufen wollten und schließlich mit Schuhen, einer Hose und einer Jacke wieder herauskommen. Zu guter Letzt müssen Sie dann auch noch feststellen, dass nichts passt, alles von schlechter Qualität ist und überteuert war. Eigentlich wollte der Handwerker nur einen Dachziegel ersetzen, aber dann „musste" er leider das ganze Dach neu decken und zu allem Übel auch noch alle Dachrinnen erneuern.

Wen sollen Kranke also konsultieren – Heilpraktiker oder einen Arzt für IM? Ich würde eigentlich von beiden abraten. Falls jemand unbedingt das eine oder andere alternative Verfahren ausprobieren will, ist mein Rat, einen Arzt zu suchen, der sich nicht der „Alternativmedizin" verschrieben hat, sondern ihr lediglich offen gegenübersteht. Dann, so meine ich, sind die Chancen größer, jemanden zu finden, der nicht evidenzinformiert, sondern evidenzbasiert handelt und dem das Wohl seiner Patienten wichtiger ist als die Maximierung seines Einkommens.

8 Schlusswort

Im Bereich der Alternativmedizin werden unzählige Heilsversprechen gemacht, die bei genauerem Hinsehen unhaltbar sind. Trotzdem schwören viele Menschen auf derartige Verfahren. Dieser Widerspruch mag dadurch zu erklären sein, dass in diesem Bereich ein fast unerträgliches Maß an Fehlinformationen existiert. Es ist also an der Zeit, kritische Fragen zu stellen.

- Hat derjenige, der heilt, tatsächlich immer recht?
- Was bedeutet „heilen" eigentlich?
- Warum ist Alternativmedizin so beliebt?
- Wie hoch sind die Kosten für Alternativmedizin?
- Was ist Evidenz?
- Warum kann Erfahrung trügerisch sein?
- Was besagt die Evidenz?
- Welche Faktoren bedingen überhaupt eine „Heilung"?
- Was sind die Risiken?
- Soll ich einen Arzt oder einen Heilpraktiker konsultieren?

Dies sind einige der Fragen, die uns in diesem Buch beschäftigt haben. Auf der Suche nach validen Antworten habe ich mich bemüht, die jeweils zuverlässigsten Daten kritisch zu beleuchten. Ich kann mir gut vorstellen, dass die so gefundenen Erkenntnisse viele Anhänger der Alternativmedizin enttäuschen, vielleicht sogar entrüsten werden. Das, so fürchte ich, liegt jedoch in der Natur der Sache. Thomas Huxley hatte wohl recht, als er meinte, dass die Tragödie der Wissenschaft in der Verwerfung schöner Hypothesen durch hässliche Fakten bestehe.

Die Alternativmedizin ist für manche von uns zweifelsohne eine schöne Hypothese. Sie hält jedoch nur selten einer kritischen Überprüfung stand. Therapieformen, die nicht wirksam sind, können keine Alternative darstellen. Und Verfahren, die wirksam sind, gehören eigentlich zur konventionellen Medizin. Heilpraktiker und Ärzte für Integrative Medizin, die elementare Fakten leugnen, befinden sich nicht auf dem Boden der Tatsachen und machen ihren Patienten – und oft auch sich selbst – etwas vor. Der Schaden, der so entsteht, kann erheblich sein:

Alternative Verfahren sind durchaus nicht ungefährlich. Denken Sie z. B. an die Patienten, die nach einer Wirbelsäulenmanipulation einen Schlaganfall erlitten haben (Kapitel 4.5). Aber einige Behandlungen scheinen doch völlig harmlos zu sein. Die Homöopathie ist hier ein gutes Beispiel (Kapitel 4.1): Die Globuli enthalten nichts und können daher auch nicht schaden. Leider ist diese Annahme jedoch nicht ganz richtig. Wenn ein Patient die Homöopathie zur Behandlung einer ernsten Erkrankung einsetzt, gefährdet er seine Gesundheit, da er diese Erkrankung nicht wirksam behandelt. Im Extremfall kann ihn das sein Leben kosten (Kapitel 6).

Unwirksame Therapien sind immer auch eine Verschwendung von Ressourcen. Die Beträge, die für etwas ausgegeben werden, das nicht funktioniert, sind verschwendetes Geld – egal ob wir ein kaputtes Auto kaufen, das nicht mehr zu reparieren ist, oder ein Medikament, das nicht besser als ein Placebo wirkt.

Pseudowissenschaft untergräbt das rationale Denken nicht nur in der Medizin, sondern weit über den Bereich der Gesundheitsversorgung hinaus. „Diejenigen, die uns dazu bringen, an Absurditäten zu glauben, können uns auch dazu verführen, Gräueltaten zu begehen", schrieb Voltaire – und ich fürchte, dass er recht hatte.

Nicht derjenige, der „heilt", hat recht, sondern derjenige, der belegen kann, dass die verwendete Therapie tatsächlich die Ursache des Behandlungserfolgs war. Nur so ist es möglich, Fortschritte zu machen, und nur so erhalten Kranke die jeweils wirksamste Therapie.

Mit anderen Worten: Wer recht hat, heilt!

Alibri

Johannes Fischler

New Cage

Esoterik 2.0 – Wie sie die Köpfe leert und die Kassen füllt
Vorwort von Michael Schmidt-Salomon
ISBN 978-3-86569-277-1, 297 Seiten, kartoniert, Euro 20.-

Der Umsatz der Esoterik-Industrie liegt in Deutschland bei rund 20 Milliarden Euro jährlich. Dabei kommen professionelle Geschäftsmodelle zum Einsatz, die sich kaum von Vermarktungsstrategien internationaler Konzerne unterscheiden. Denn in einer Welt, in der alles zur Ware gemacht wird, behandeln viele auch den eigenen Gemütszustand als Konsumgut. Fischler analysiert die Esoterik als marktkompatible Religion vor allem mit Instrumenten aus Psychologie und Marketing. Er zeigt, wie die Anbieter heute ihre Kundschaft binden, erklärt die Motivation der Besucher von Engelsfestivals und Selbstfindungsseminaren. Seine Analysen und Undercover-Recherchen gewähren einen tiefen Einblick in einen boomenden Markt und die davon profitierende Szene.

Theodor Much

Aberglaube und Pseudowissen im 21. Jahrhundert

ISBN 978-3-86569-423-2, 137 Seiten, kartoniert, Euro 14.-

Unzählige Menschen glauben an Horoskope, Hexenkraft und den Einfluss der Mondphasen auf unser tägliches Leben. Was bedeutet es für eine Gesellschaft, wenn über 40% der Bevölkerung darauf vertrauen, dass ein vierblättriges Kleeblatt Glück bringt? Wenn ein Drittel meint, Homöopathie sei gleich wirksam wie die evidenzbasierte Medizin? Wenn in Deutschland noch die Hälfte der Menschen davon ausgeht, dass es menschliche Rassen gibt, obwohl dieses Konzept in der Biologie schon vor 50 Jahren aufgegeben wurde?
Theodor Much untersucht die gängigen Formen von Aberglauben und vermeintlichem Wissen, die im 21. Jahrhundert noch weit verbreitet sind. Dabei stößt er auf lieb gewonnene Illusionen, auf irritierende Geschäftsmodelle und gefährliche Ideologien.

Rolf Cantzen

Esoterische Biotope

Erleuchtungen in der Satsang-Szene nebst Besuchen bei Engeln und Einhörnern
ISBN 978-3-86569-295-5, 146 Seiten, kartoniert, Euro 12.-

Zur Satsang-Szene gehören im deutschsprachigen Raum etwa 200 spirituelle Meister – Tendenz steigend. Sie wollen den Menschen Advaita nahe bringen, ein Einheitserlebnis, einen Zustand jenseits des Denkens und Fühlens, voller Liebe, Harmonie, Frieden und Glück. Der Haken an der Sache: Dieser Zustand kann nicht gezielt herbeigeführt werden. Eine Voraussetzung ist die Abschaltung des „Mind", des Verstandes. Denn der Verstand beurteilt, kritisiert und erzeugt Zwiespalt. Er ist für alles Unglück verantwortlich ist. Er ist es auch, der den spirituellen Meister kritisiert ...
Rolf Cantzen berichtet aus den esoterischen Parallelwelten von nebenan und über die dort anzutreffende bunte Mischung verschiedenster religiöser Elemente. Er schreibt über Intellektuelle, die ihren Verstand überwinden wollen, über gechannelte Omas, Außerirdische und Engel, über spirituelle GmbHs und Aktiengesellschaften, verpatzte Krafttier-Suchen, über das Geister-Management energischer Hohepriesterinnen, darüber, dass man mit Einhörnern nur kuscheln darf (mehr nicht), und nicht zuletzt über das eigene spirituelle Scheitern.

Christoph Bördlein

Das sockenfressende Monster in der Waschmaschine

Eine Einführung ins skeptische Denken

ISBN 978-3-932710-34-6, 199 Seiten, Abbildungen, kartoniert, Euro 16.-

Christoph Bördlein führt uns anhand vieler Beispiele aus Wissenschaft und Alltag ins skeptische, wissenschaftliche Denken ein. Allgemeinverständlich und unterhaltsam erklärt er, wie Wissenschaft als Methode, Behauptungen zu überprüfen, funktioniert. Ausführlich werden Möglichkeiten, sich zu täuschen, vorgestellt und Strategien, nicht in solche Fallen zu tappen, aufgezeigt. Auch die (relativistische) Kritik an Wissenschaft wird erörtert, letztlich plädiert der Autor jedoch für skeptisches Denken als brauchbare Grundlage, um richtige Entscheidungen zu treffen.

André Sebastiani

Anthroposophie

Eine kurze Kritik

Reihe Kritikpunkt.e

Dritte, korrigierte Auflage

ISBN 978-3-86569-122-4, 176 Seiten, kartoniert, Euro 12.-

Anthroposophische Einrichtungen, ob Waldorfschulen oder Demeter-Höfe, sind etablierter Bestandteil der Gesellschaft. Gleichwohl unterliegt ihre ideologische Grundlage, dargelegt in den zahlreichen Schriften Rudolf Steiners und seiner heutigen Anhänger, seit langem der Kritik. André Sebastiani fasst die Kritikpunkte am anthroposophischen Lehrgebäude zusammen, untersucht ihren Einfluss auf die Politik und wirft einen Blick auf die sogenannten Praxisfelder, auf denen Anthroposophie sich gesellschaftlich niederschlägt: Pädagogik, Medizin und Landwirtschaft. André Sebastiani, geboren 1977, lebt und arbeitet als Lehrer in Bremen. Er ist aktiv in der Skeptiker-Bewegung. Aktuell gehört er zu den Betreibern des SchlauLicht-Podcasts für Kinder (schlaulicht.info). Er hat sich in mehreren Veröffentlichungen kritisch mit der Waldorfpädagogik auseinandergesetzt.

Bernd Harder

Verschwörungstheorien

Ursachen – Gefahren – Strategien

Reihe Kritikpunkt.e

Zweite, korrigierte Auflage

ISBN 978-3-86569-123-1, 165 Seiten, kartoniert, Euro 12.-

In „postfaktischen" Zeiten haben Verschwörungstheorien Konjunktur. Wenn im politischen und gesellschaftlichen Diskurs Tatsachen zur Nebensache werden, greifen Menschen verstärkt zu einfachen Erklärungen für vielschichtige Phänomene, suchen nach „Schuldigen" anstatt nach Ursachen. Bernd Harder zeigt anhand weit verbreiteter Verschwörungstheorien, wie diese funktionieren, welche Bedürfnisse dabei bedient werden und warum es so schwierig ist, die Anhänger davon zu überzeugen, dass sie falsch liegen. Am Ende wissen wir, welche Fragen an eine Theorie oder einen Erklärungsansatz gestellt werden müssen, um entscheiden zu können, ob wir es mit berechtigter Kritik an vorherrschenden Auffassungen und Verhältnissen zu tun haben oder mit einer Verschwörungstheorie, die auf „alternativen Fakten" basiert und einer Überprüfung nicht standhält.

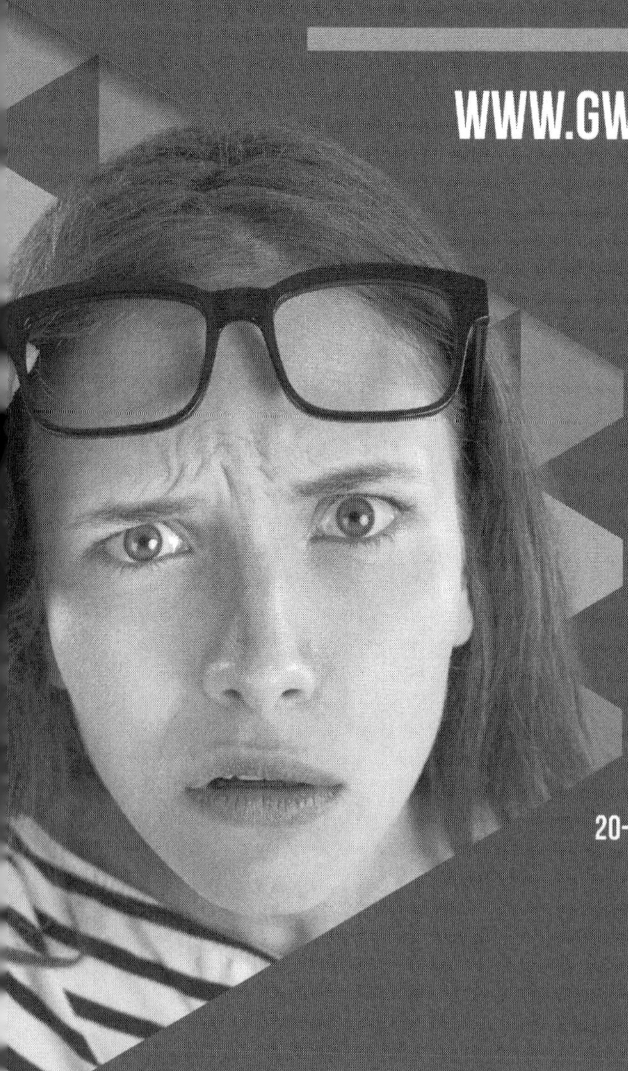